Paranoia.
Tra leadership e fallimento
La rivincita della psicopatia sullo psichiatra

Paolo Cioni

Ringraziamenti

A Marco Della Luna, saggista di successo, che, attraverso lunghe conversazioni sugli argomenti di nostro comune interesse, mi ha fornito spunti innovativi e riflessioni di rara intelligenza

A mia moglie Daniela, grandissima lettrice, che mi ha fornito l'impulso necessario alla lettura degli indispensabili classici, tra cui Dostoevskij e Musil, protagonisti di questo libro

A Claudia Milletti, psicologa, che mi ha dato una mano nell'aggiornamento dell'inquadramento nosografia del DSM-5

Prefazione

Paranoia: dal greco *paranoia*, è un termine che, anche modernamente, in quella lingua significa "follia". Da *para* = fuori e *nous* = "mente".

La psicopatologìa è una parte importante delle discipline psichiatriche perché si occupa di studiare la natura e le cause dei disturbi psichici. Essa sta alla psichiatrìa come l'anatomìa patologica sta alla medicina interna. Ha permesso di affrontare in maniera scientifica lo studio delle malattìe mentali e di creare l'attuale nosografia psichiatri- ca. Paolo Cioni conosce molto bene la psicopatologìa, della quale ha approfondito i dettagli in molti anni di pratica professionale, e possiede la capacità di esporla in maniera comprensibile anche nei suoi aspetti più complessi. In questo libro affronta con piglio agile il tema della paranoia e propone concetti ed interpretazioni selezionate dalla più nobile tradizione del pensiero psichiatrico. Inoltre, essendo egli un cultore delle moderne neuroscienze, individua e suggerisce correlati neuropsicologici e neurobiologici del disturbo psichiatrico. Ma ciò che viene offerto come elemento di interesse comune è la possibilità di interpretare razionalmente alla luce dell'insegnamento psicopatologico tanti comportamenti che ad ognuno di noi capita di incontrare nella vita pubblica e privata di tutti i giorni. Il libro si colloca nella vena creativa ed anticonformista della precedente opera di Paolo Cioni *Neuroschiavi* e merita un eguale successo fra i lettori perché dotato di originalità divulgativa nel panorama editoriale italiano.

Aldo Ragazzoni. Neurologo, neurofisiopatologo già Presidente della Società Italiana di Psicofisiologia

Presentazione

La paranoia è una realtà molto più complessa, presente, estesa rispetto al comune concetto di malattia rinchiusa nella testa di alcune persone, in forma di psicosi o di disturbo delirante della personalità.

In questa agilissima Opera, Paolo Cioni muovendo dalla sua vasta esperienza clinica, dai suoi studi neuroscientifici, dal suo lavoro nelle strutture di pubblica assistenza, introduce concetti e prospettive originali sulla paranoia. Gli strumenti scientifici odierni consentono una penetrazione a livello biochimico e neurofisiologico nei processi morbosi, e altresì un più raffinato approccio farmacologico, con risultati talora stupefacenti anche se non completamente risolutivi, come descritto in alcuni casi trattati dall'autore.

Ma l'apertura di Paolo Cioni è molto più vasta e si estende alla sfera sociologica e politica. Innanzitutto, la paranoia va inquadrata anche nella sua funzione adattativa e compensative. Adattativa, in quanto consente, attraverso la creazione di un sentimento di grandiosità di sé e del proprio ruolo nel mondo, di dare significanza, quindi accettabilità e valore alla propria esistenza, compensando carenze di autostima e tendenze al basso del tono umorale. Ma va anche vista nella sua funzione e capacità di aggregazione sociale: Il personaggio paranoico può diventare un leader, può, trasmettendo il suo senso di grandezza e di certezza nei convincimenti deliranti, contagiare, Attrarre e aggregare veri e propri movimenti ideologici, politici, religiosi o para religiosi. La soluzione paranoide ai suoi problemi esistenziali, che la sua psiche ha costruito attraverso i meccanismi del delirio, può essere esportata.

Oggi Internet diventa veicolo potentissimo per la rapida diffusione di questa condivisione, per il nascere di riti, di affiliazioni, di culti in tutto il mondo, col supporto di siti Web attivissimi, regolarmente aggiornati, e di relativi bollettini e newsletters agli aderenti, che diffondono rivelazioni, canalizzazioni, programmi di azione. Interesse particolare suscitano i casi di combinazione tra paranoia e potenza politica, casi che troviamo abbondanti nella storia anche recente. Il paranoico, infatti, non sempre è un debole, emarginato, classificato socialmente come malato. Vi sono notevoli casi di paranoici in posizione di grande potere: sovrani, capi politici, statisti, leaders religiosi. Questi soggetti riescono a forzare la realtà e la percezione della realtà da parte degli altri, quindi anche il loro comportamento, ad adattarsi ai convincimenti del loro delirio. Il paranoico dotato di cultura e capacità comunicativa, già grazie alla carica di certezza che trasmette agli altri e al grande potere esplicativo e predittivo delle sue idee, nonché alla capacità di queste di individuare chiaramente e separare il bene dal male, di dare un senso all'esistenza e all'azione, spesso risulta molto convincente sulla gente normale, che manca solitamente di strumenti critici per capire i meccanismi in azione e rimane così facilmente affascinata. Se, inoltre (e la storia mostra esiti estremi in proposito) un soggetto paranoico di questo tipo dispone di potere, le cose possono spingersi molto avanti. Mi riferisco ai casi descritti da Elias Canetti nel suo celebre saggio "Massa e potere" ma anche a fenomeni di isteria giudiziaria o giustizialista collettiva vissuti di recente in Italia, con un corredo di aspettative salvifiche e di purificazione nazionale, che ovviamente sono state smentite sul piano dei fatti.

Marco Della Luna

Avvocato, Psicologo, Saggista
marcodellaluna.info

Capitolo 1

Introduzione. Essenza del problema

Qual è l'essenza della paranoia e qual è l'effettiva rilevanza che tale problema riveste per la società? Vi sono inoltre possibili cambiamenti nel corso del tempo delle dimensioni del problema?

A parte le accezioni popolari e folcloristiche, comunemente per paranoia si intende una condizione perdurante nel tempo (un tratto caratteriale?) caratterizzata da convinzione di essere perseguitato. Tale condizione è assimilata talvolta a una connotazione più specificamente psichiatrica: "delirio di persecuzione".

Nel passato si riteneva (v. Kraepelin, lo psichiatra che ne introdusse il termine) che non fosse particolarmente frequente e che comunque vi confluissero un insieme di condizioni anche abbastanza variegate, di cui ci sarà modo di occuparsi nel prosieguo.

Sgombrando il campo da equivoci e controversie riservate a dispute da salotto per gli addetti ai lavori, chi scrive ritiene che la paranoia sia, almeno oggi, un fenomeno molto diffuso, estremamente variabile su un gradiente di gravità dal basso all'elevato, costituente a tutti gli effetti uno "spettro"; che tale fenomeno sia, inoltre, attualmente molto sottovalutato anche per gli importanti effetti sociali prodotti.

L'essenza della paranoia, poi, non risiede nel delirio di persecuzione (questo ne è semmai una conseguenza) ma, come già aveva indicato genialmente Lacan quando faceva lo psichiatra e non lo psicoanalista, in un "difetto di ragionamento", probabilmente anche questo non primario ma a sua volta legato ad esperienze emotive precoci particolari, un'instabilità affettiva che provoca vissuti di autosvalutazione e sconforto, affiancati a spiragli di grandezza e potenza (reattivi e consolatori rispetto ai primi?). La "proiezione" all'esterno dei propri vissuti è stata in effetti considerata una caratteristica fondamentale di questo disturbo.

Fatto sta che il paranoico è un soggetto caratterizzato da una particolare rigidità e insensibilità sociale. Gli interessa solo la propria vita mentale. Ogni argomentazione esterna (e confronto con opinioni altrui) lo disturba se non è situata nel solco delle proprie. Dal di fuori appare del tutto carente di "senso di ragionevolezza", non media su niente, porta avanti in maniera "carismatica" con una tenacia insolita le sue "ragioni" conseguendo di solito molti successi.

Un punto interessante è che le argomentazioni portate avanti non sono affatto impeccabili sul piano della logica comune, ed anzi appaiono subito ad un interlocutore di media consistenza, facilmente criticabili. Il fatto che ottengano successo è derivato invece unicamente dalla forza incrollabile con cui vengono sostenute, tanto da "ipnotizzare" per così dire coloro che vi si confrontano (anche intere masse). Si sa oggi, come approfondito in "Neuroschiavi", che noi tutti passiamo gran parte della nostra vita non in uno stato razionale e vigile, ma in uno stato subipnotico, corrispondente all'attivazione di quel sistema funzionale del sistema nervoso centrale che il neuroscienziato Raischle (2002) ha chiamato "Default mode network". In questo stato siamo facilmente manipolabili e suggestionabili: ecco una spiegazione della "presa" di queste argomentazioni carenti sul piano della logica, ma possenti sul piano della pregnanza emotiva.

Il divario tra la "consistenza razionale" delle argomentazioni e la "presa" su interlocutori esterni è veramente stupefacente, quasi magico, e costituisce forse il punto nodale della questione "paranoia". L'"ipnosi", anche di massa, dalle sette "carismatiche" ai popoli soggiogati da dittatori "folli", è dimostrata da tutta una serie di esempi che vanno dalla cronaca attuale alla storia.

A parte i misfatti su larga scala operati dai paranoici del potere, anche i danni provocati da paranoici di più basso livello sociale su singole vittime possono essere drammatici sul piano dell'incolumità personale, del discredito, della "persecuzione".

Ci troviamo in effetti in pieno paradosso: il presunto perseguitato perseguita in effetti i suoi presunti persecutori: vittima e carnefice si scambiano i ruoli, in un sorprendente e sconcertante ribaltamento di causa ed effetto.

La psichiatria è notoriamente, anche al giorno d'oggi, sprovvista di mezzi di ausilio per validare le malattie (o "disturbi" come si è largamente accettato di chiamarli in maniera meno compromettente) di cui si occupa.

La valutazione che porta alla diagnosi è in larga parte ancora soggettiva, dipendendo dalle varie scuole di appartenenza, e si basa sul colloquio col soggetto (i contenuti da esso espressi e le sue manifestazioni comportamentali), sulle impressioni dello specialista (i vissuti che costui gli provoca), sulle notizie dirette raccolte dallo stesso e/o da parenti e/o terzi, oltre che su eventuale documentazione di varia provenienza (soprattutto di natura sanitaria: cartelle cliniche e certificazioni).

L'esistenza di varie proposte in merito a "criteri operativi", linee guida, rating scales (scale di valutazione) e test psicodiagnostici è tuttora aleatoria, e così pure la possibilità di utilizzazione di tecniche laboratoristiche, di immagine e psicofisiologiche, ad oggi non sufficientemente evolute e standardizzate nel campo.

Un caso limite che deve preoccupare la comunità più di quanto se ne discuta e ci se ne lamenti, è costituito dalla paranoia.

Questo libro vuole dirigersi a un lettore di medie conoscenze, e non vuole essere assolutamente un'opera completa sull'argomento. Anzi, ci tiene a distaccarsi da un'impostazione classicamente psichiatrica, e intenzionalmente limiterà i riferimenti storici e di dialettica tra scuole, per non appesantire e tediare, concentrandosi sul messaggio di fondo: *i paranoici sono più diffusi di quanto si creda, sono totalmente sottovalutati e difficili da gestire nel contesto attuale, sono potenzialmente anche molto pericolosi e ci fanno comunque vivere male (oltre che vivere male loro stessi).*

Uno spazio verrà concesso anche alla proposta di alcune strategie per gestirli e, possibilmente, migliorarli.

PARANOIA. PAROLE CHIAVE

    Delirio
    Persecuzione
    Grandezza
    Solitudine
    Sentimenti morbosi
    Rabbia
    Paura
    Ragionamento alterato
    Pericolosità sociale
    Perizie contrastate

E' un dato di fatto, indipendentemente da quanto possano rimanere simpatici la psichiatria e gli psichiatri, che esistano in mezzo a noi, e non siano così rari come venivano indicati nel passato, tra le tante varianti che la natura ha predisposto, individui dotati di notevole rigidità caratteriale che sconfina nell'intransigenza più assoluta, irritabili se contrariati anche su presunte banalità (diventano facilmente sospettosi e vittimistici fino al sentirsi ingiustamente perseguitati), concentrati su temi di vita che spesso diventano la ragione stessa della loro esistenza ed appaiono fuori del contesto dell'importanza attribuita ad argomenti simili nella realtà quotidiana (fino al delirio), dotati di una incontenibile ed elevatissima perseveranza sostenuta da un'affettività esaltata, tanto da risultare spesso "carismatici" e fare con facilità proseliti e attirare sostenitori delle loro cause. Da notare che questo avviene ben più per la *carica affettiva che li anima*

> **Conversazioni da salotto o realtà impellente?**
> - i paranoici sono dei folli, talvolta pericolosi, che occorre cercare di curare
> - o persone normali ma insopportabili, irritabili e cattive, capaci di intendere e di volere, da cui eventualmente difendersi attraverso la forza pubblica e il sistema giudiziario?

e si trasfonde con facilità ("irradia") all'esterno, che per i contenuti logici che dovrebbero sostenere le loro argomentazioni. Questo punto, sulla *sostanziale "debolezza" argomentativa* di questi soggetti, è stato in effetti controverso in psichiatria, tanto che tutt'oggi (e mi ricordo bene cosa si diceva quand'ero studente) si punta molto, reverenzialmente si potrebbe dire nei confronti di un *avversario temibile per lo psichiatra*, sul "delirio lucido, sistematizzato", verosimile, ancorché "stenico" (sostenuto con veemenza) del paranoico, in contrapposizione al delirio confuso, frammentato e bizzarro dello schizofrenico.

Aspetti della società contemporanea che potrebbero favorire lo scatenamento della paranoia:

1) densità abitativa

2) muri condominiali sottili con amplificazione di rumori e possibilità di ascolto di parole (magari estrapolate dal contesto) provenienti da appartamenti vicini

Capitolo 2

La difficoltà di classificazione

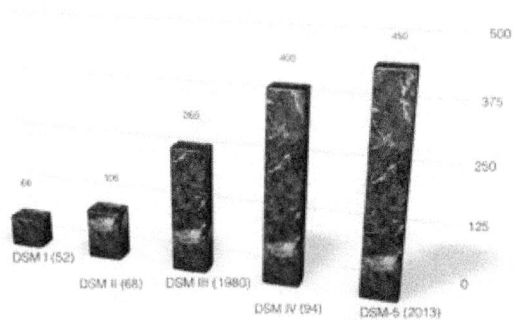

FIG 1

Non è così difficile distinguere in base alle alterazioni dell'emotività, forme quali l'ansia, la depressione, l'eccitamento. Meno difficile ancora è per lo psichiatra riconoscere manifestazioni ossessivo compulsive, nelle quali il soggetto lamenta l'intrusione di idee che sembrano estranee e la spinta al compimento di rituali per tenerle lontane (lavarsi le mani, controllare i cassetti, contare...). E neppure difficile è di solito riconoscere la presenza di allucinazioni (ad es uditive: voci che parlano sovente in modo negativo, o "cenestesiche": sentirsi manipolati da forze estranee nei propri organi), magari dall'"atteggiamento di ascolto" verso interlocutori invisibili da parte del soggetto, o deliri frammentari e bizzarri degli schizofrenici, che non tendono di solito a dissimulare ("i marziani si sono intodotti nelle tubature del gas").

Difficile è invece riconoscere a fondo e stabilire rapporti di buona comunicazione con questi soggetti, che si sentono ingiustamente considerati malati e vengono portati all'attenzione quasi immancabilmente da terzi. Già lo psichiatra francese Lacan, nel suo famoso articolo pubblicato nel luglio 1931 (all'età di 30 anni) sul n. 14 della "Semaine des Hôpitaux de Paris" e derivato dalla sua voluminosa tesi in Medicina sull'argomento, parlava della *sua forte preoccupazione che la paranoia fosse sminuita tanto da considerarla in fondo una delle tante varianti della personalità*: "Così ridotta, la P. tende a confondersi oggi con una nozione di carattere, che incita, sembra, a una deduzione che se ne potrebbe tentare a partire dal gioco psicologico normale. E' contro questa tendenza che noi cercheremo di mettere insieme delle riflessioni. Lo faremo fondandoci sulla nozione puramente fenomenologica {descrizione analitica e scientifica dei fenomeni} della struttura degli stati deliranti. "

Questa tendenza al ribasso sulla paranoia purtroppo, oggi giorno, è stata intensificata e codificata dall'accettazione pressoché ubiquitaria delle proposte classificative dell'associazione degli psichiatri americani (APA) con i suoi DSM (pubblicati dal 1952 -66 etichette- al 1994 -400 etichette-, mentre è da poco uscita la 5a edizione - 2013 negli Stati Uniti e 2014 in Italia) che forniscono ai disturbi psichiatrici *etichette non validate scientificamente* ad incremento esponenziale (v. fig. 1).

Nel DSM-IV si è di fatto operata una arbitraria, e rischiosissima, separazione della paranoia in asse I (disturbi psichiatrici di rilievo clinico importante) usando il termine di "disturbi deliranti", da una presupposta altra condizione, classificata in asse II (disturbi di personalità, di rilievo clinico assai minore) come "disturbo di personalità paranoideo", venendo così incontro e giustificando i peggiori timori di Lacan (v. Fig. 2).

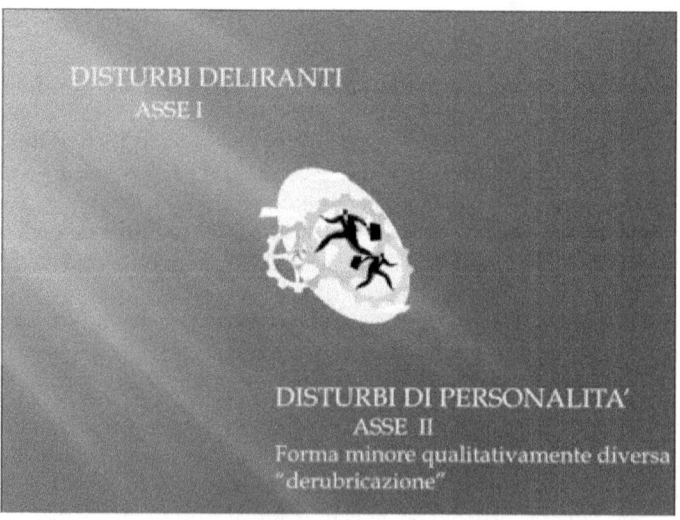

FIG 2

FIG 3

Ecco, qui schematizzati, i criteri DSM-IV per diagnosi di "disturbo delirante" (Fig 3 e 4) e "distubo di personalità paranoideo" (Fig.5).

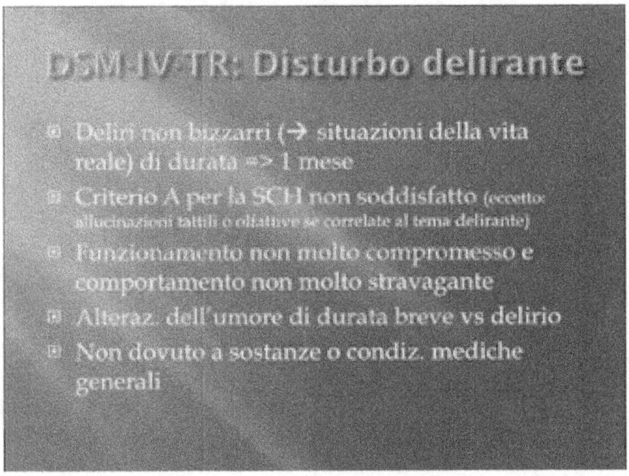

DSM-IV-TR: Disturbo delirante

- Deliri non bizzarri (→ situazioni della vita reale) di durata => 1 mese
- Criterio A per la SCH non soddisfatto (eccetto: allucinazioni tattili o olfattive se correlate al tema delirante)
- Funzionamento non molto compromesso e comportamento non molto stravagante
- Alteraz. dell'umore di durata breve vs delirio
- Non dovuto a sostanze o condiz. mediche generali

FIG 4

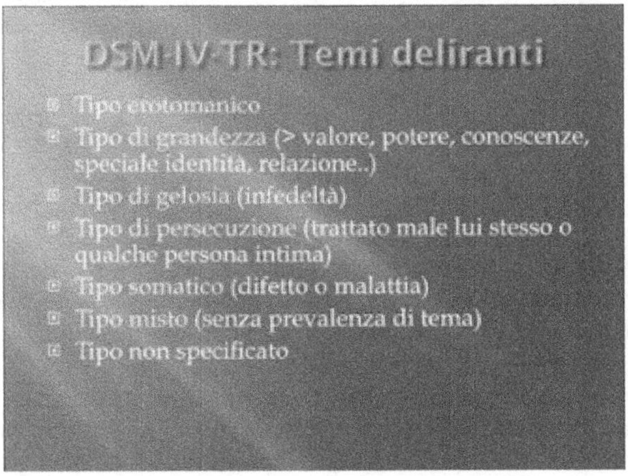

DSM-IV-TR: Temi deliranti

- Tipo erotomanico
- Tipo di grandezza (> valore, potere, conoscenze, speciale identità, relazione..)
- Tipo di gelosia (infedeltà)
- Tipo di persecuzione (trattato male lui stesso o qualche persona intima)
- Tipo somatico (difetto o malattia)
- Tipo misto (senza prevalenza di tema)
- Tipo non specificato

FIG 5

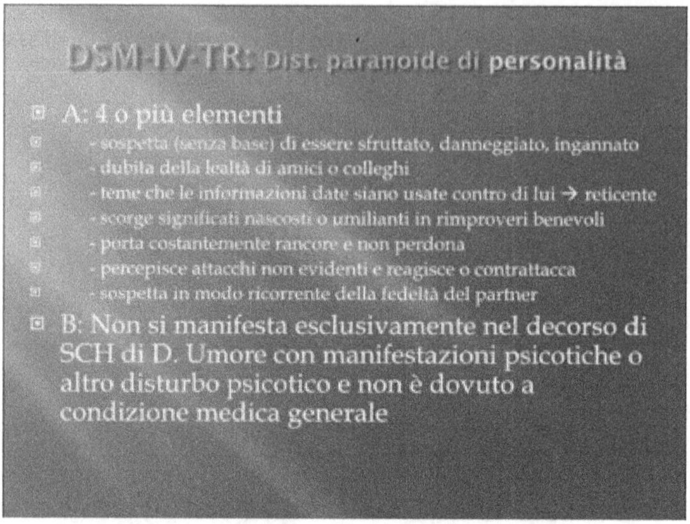

> **DSM-IV-TR:** Dist. paranoide di **personalità**
>
> - A: 4 o più elementi
>   - sospetta (senza base) di essere sfruttato, danneggiato, ingannato
>   - dubita della lealtà di amici o colleghi
>   - teme che le informazioni date siano usate contro di lui → reticente
>   - scorge significati nascosti o umilianti in rimproveri benevoli
>   - porta costantemente rancore e non perdona
>   - percepisce attacchi non evidenti e reagisce o contrattacca
>   - sospetta in modo ricorrente della fedeltà del partner
> - B: Non si manifesta esclusivamente nel decorso di SCH di D. Umore con manifestazioni psicotiche o altro disturbo psicotico e non è dovuto a condizione medica generale

Ebbene, questa che potrebbe apparire come discussione da salotto tra "esperti", è invece una questione, come appunto aveva intuito Lacan, della massima importanza.

In pratica la distinzione tra un quadro clinico grave e una variante del normale sarebbe basata sulla rilevazione di un delirio (che il soggetto paranoico tende con abilità ad occultare, tenendo conto che non si sente affatto "malato"). Quando poi nella definizione "derubricata" di "disturbo paranoide di personalità" (v. sopra, Fig 5) si pone come criterio diagnostico che il soggetto "sospetta senza base di essere sfruttato... scorge significati nascosti....", il povero interpretatore del DSM-IV non viene messo al corrente di come ciò possa distinguersi da un delirio (tanto più che si è abbandonata la tradizionale distinzione tra delirio primario (incomprensibile) e secondario o deliroide (conseguente, ad es. a stati affettivi). In altre parole l'importantissima scelta diagnostica tra una forma grave e una modesta alterazione caratteriale è impossibile, evanescente e lasciata in pratica all'interpretazione (di solito benevola) dell'interlocutore.

Nella nuova e recente edizione del Manuale Diagnostico (DSM–5, APA, 2013), uscita in Italia a maggio 2014, oltre all'abbandono di "assi" (asse I: disturbi clinici;

asse II disturbi di personalità, etc.) alcune modifiche sono state apportate relativamente all'inquadramento del- la paranoia, riducendo ulteriormente l'attenzione dedicata a questo quadro clinico.

Nella sezione III del Manuale, che propone un diverso modello interpretativo dei Disturbi di Personalità (pur avendo mantenuto an- che la classificazione della precedente versione per una questione di continuità), il Disturbo di Personalità paranoide non è più presente (dei 10 disturbi presenti nella IV edizione ne sono rimasti soltanto 6).

Parallelamente in asse I è stato rimosso il sottotipo "paranoide" nella sotto classificazione della schizofrenia.

Rimane soltanto il *disturbo delirante*, per il quale non è più previsto che i deliri siano di tipo "non bizzarro", che comprende al suo interno il sottotipo "persecutorio", come etichetta che più si avvicina ai contenuti del pensiero paranoide, ma che non coglie assolutamente la reale entità e complessità del quadro, che viene assimilato agli altri tipi di delirio, come quello somatico, dando risalto appunto all'aspetto delirante ma non a tutte le altre componenti che caratterizzano il pensiero paranoide.

Inoltre il DSM–5 non separa più il disturbo delirante dal disturbo delirante condiviso. Se sono rispettati i criteri per il disturbo delirante allora viene posta quella diagnosi. Se la diagnosi non può essere posta ma sono presenti credenze condivise, allora viene impiegata la diagnosi di comodo "altro disturbo specificato dello spettro schizofrenico" e "altro disturbo psicotico".
In sostanza non sembra che ci si avvicini a un chiarimento, ma si complichino le cose, senza tentare di cogliere l'essenza del problema e diluendo il tutto nel generico.

Capitolo 3

Minimi cenni storici

La prima descrizione è del famoso psichiatra clinico tedesco, coetaneo di Freud che fece ben altro percorso, Emil Kraepelin, che, operandone una distinzione con le due forme psicotiche da lui individuate (dementia praecox poi divenuta "schizofrenia" per opera dello psichiatra svizzero Bleuler, e follia maniaco-depressiva), nella VII edizione del suo trattato del 1903 così si esprimeva:

" ... In questi le rappresentazioni deliranti formano, se non il solo, almeno il carattere morboso che maggiormente risalta. In questi suole svilupparsi molto lentamente un sistema delirante durevole, immutabile, accanto ad una perfetta conservazione della lucidità, come dell'ordine nel pensiero, nella volontà, nell'azione. A queste forme io vorrei riserbare il nome di paranoia..."

E poi, nell'VIII edizione del 1915:

"... Qui suole compiersi quella profonda trasformazione del concetto complessivo della vita, quello *spostamento* del punto di vista rispetto all'ambiente che di solito si indica con il termine di paranoia... "; "L'importanza delle circostanze esterne nella genesi della malattia è nulla o comunque secondaria. Anche le esperienze spiacevoli.. significative per il contenuto del delirio, ma non per la sua genesi; ... conseguenza di comportamenti patologici. Lento sviluppo... processo prodotto da cause interne... degenerazione... tratti psicopatici preparatori"; "La radice... in una predisposizione paranoicale... misto di smisurata sopravvalutazione di sé e di diffidenza... Innanzitutto il delirio di grandezza... come appagamento di desideri nascosti e di sogni... Benefattori dell'umanità, inventori, scopritori, fondatori di religioni, pretendenti al trono...".

Di seguito vengono riportate due figure (6 e 7) che riassumono alcuni concetti di base di Kraepelin anche per quanto riguarda la diagnosi differenziale (la distinzione) con altre forme cliniche.

In sostanza si ritiene, come poi svilupperanno gli autori francesi, che si tratti di una malattia riguardante essenzialmente le capacità intellettive, una "follia parziale", una "follia ragionante", tuttavia con una forte componente affettiva di fondo, costituendo "il carburante" psichico che sostiene le alterazioni del pensiero, in apparente contraddizione. Rimane confrontarsi inoltre con l'altra apparente contraddizione che tale malattia che colpisce l'intelletto, sia accompagnata da "una perfetta conservazione della lucidità, come dell'ordine nel pensiero, nella volontà, nell'azione". In effetti, come vedremo meglio nell'impostazione di Lacan, l'intelletto presenta in realtà alterazioni, alla base dei possibili (ma non esclusivi) sviluppi deliranti.

FIG 6

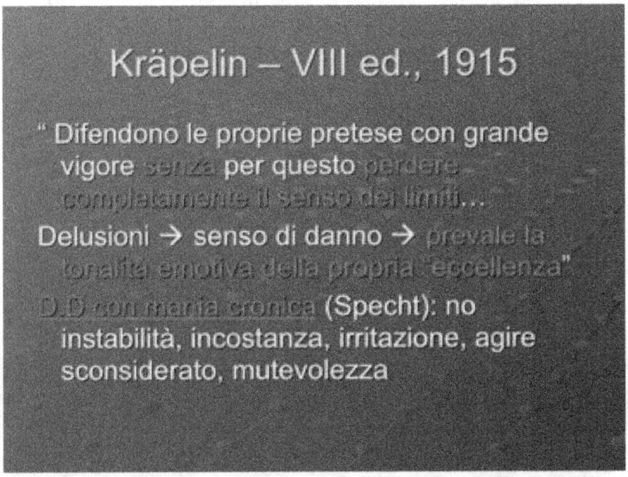

Kräpelin – VIII ed., 1915

" Difendono le proprie pretese con grande vigore senza per questo perdere completamente il senso dei limiti...
Delusioni → senso di danno → prevale la tonalità emotiva della propria "eccellenza"
D.D con mania cronica (Specht): no instabilità, incostanza, irritazione, agire sconsiderato, mutevolezza

FIG 7

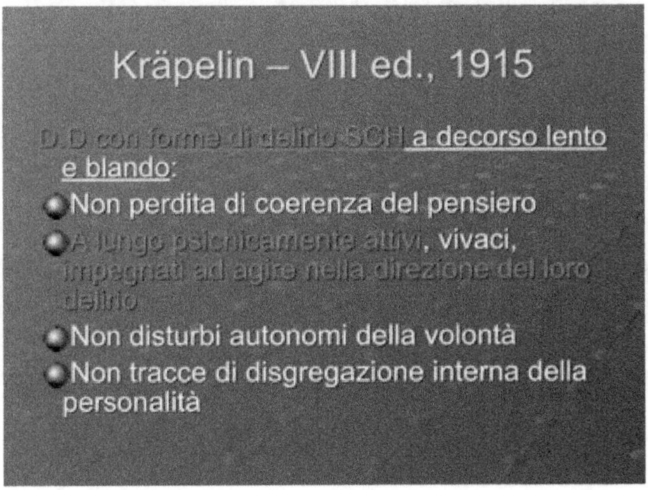

Kräpelin – VIII ed., 1915

D.D con forme di delirio SCH a decorso lento e blando:
- Non perdita di coerenza del pensiero
- A lungo psichicamente attivi, vivaci, impegnati ad agire nella direzione del loro delirio
- Non disturbi autonomi della volontà
- Non tracce di disgregazione interna della personalità

Gli autori francesi hanno mantenuto posizioni peculiari rispetto a condizioni consimili. Ma vedremo meglio più avanti il contributo degli autori francesi che, a mio giudizio, costituisce ancor oggi la migliore base di inquadramento raffinato e coerente di queste forme cliniche, distinguendo vari quadri dalle loro manifestazioni fenomenologiche-sintomatologiche e conseguenze comportamentali.

FIG 8

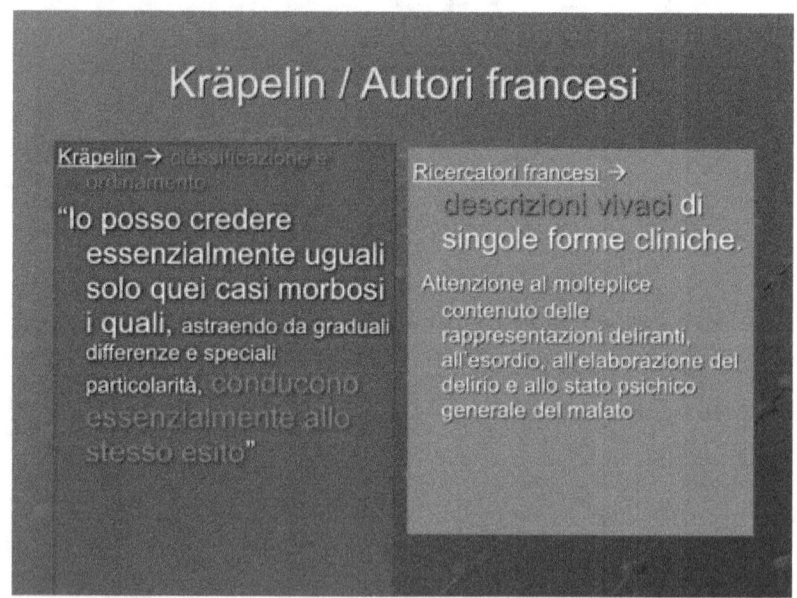

Kraepelin. La galassia della paranoia

FIG

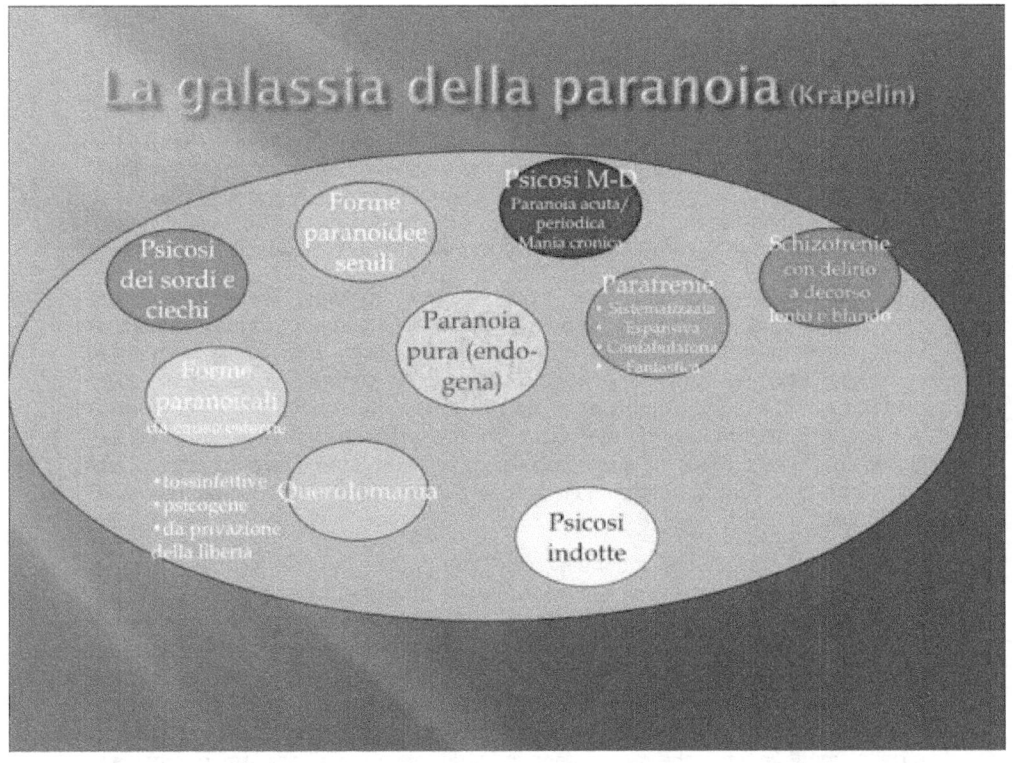

Nella Fig. 9 ricavata dalle riflessioni dell'ultimo Kraepelin sull'argomento, possiamo ben osservare quanto egli stesso ritenesse variegato il campo, tanto da configurare un vero e proprio "spettro" di condizioni ben diverse tra loro per genesi e manifestazioni.

Al centro si trova il quadro paranoicale "puro", sulla destra della FIG le forme psicotiche con manifestazioni paranoidee, imparentate con psicosi quali la schizofrenia (con delirio a decorso lento e blando) e la psicosi maniaco–depressiva (oggi bipolare. In proposito per la paranoia si è spesso parlato di "mania fredda", ossia senza manifestazioni acute ed eclatanti) e le cosiddette "parafrenie", forme di passaggio caratterizzate in sostanza da manifestazioni psicotiche oltre il delirio (allucinazioni, etc.) ma conservazione di funzionamento sociale accettabile.

Nella parte sinistra della Fig. 9 sono riportate le forme "secondarie", con caratteristiche cioè di "reattività" rispetto a condizioni scatenanti: forme paranoidee senili (da demenza, e da altre forme organiche: Parkinson, etc.), forme dei sordi e dei ciechi (da deprivazione sensoriale. È risaputo come aree funzionali della corteccia cerebrale soggette a deafferentazione, possono "scaricare" autonomamente, producendo manifestazioni allucinatorie e deliranti) — v. ad es. Sacks (2012) — e forme da specifiche cause esterne: tossinfettive, psicogene, da privazione della libertà (l'istituzionalizzazione può produrre anch'essa deprivazione sensoriale).

In basso in figura sono riportate altre due forme: la querulomania (forma rivendicativa con innumerevoli lamentele e petizioni alle Autorità circa presunti torti subiti), riguardo la quale Kraepelin oscillò nel senso di considerarla una forma a sé stante, e la paranoia indotta (nel DSM IV: shared paranoid disorder, paranoia condivisa e incredibilmente abbandonata dal DSM–5). Quest'ultima forma, che merita una trattazione a parte si basa sulla possibilità che la paranoia possa esplodere per così dire in forma epidemica, essendovi un "induttore" (il paranoico) e dei soggetti "indotti", che recepiscono in modo totale e acritico i temi paranoicali. È l'argomento della follia a due, ma anche delle forme multiple (paranoia delle sette, delle masse).

Capitolo 4

Genesi e manifestazionidella paranoia secondo Lacan: le varianti secondo gli autori francesi

Ecco lo schema, ripreso dall'articolo di Lacan citato, che suddivide in modo assolutamente chiaro il campo (Fig. 10):

FIG 10

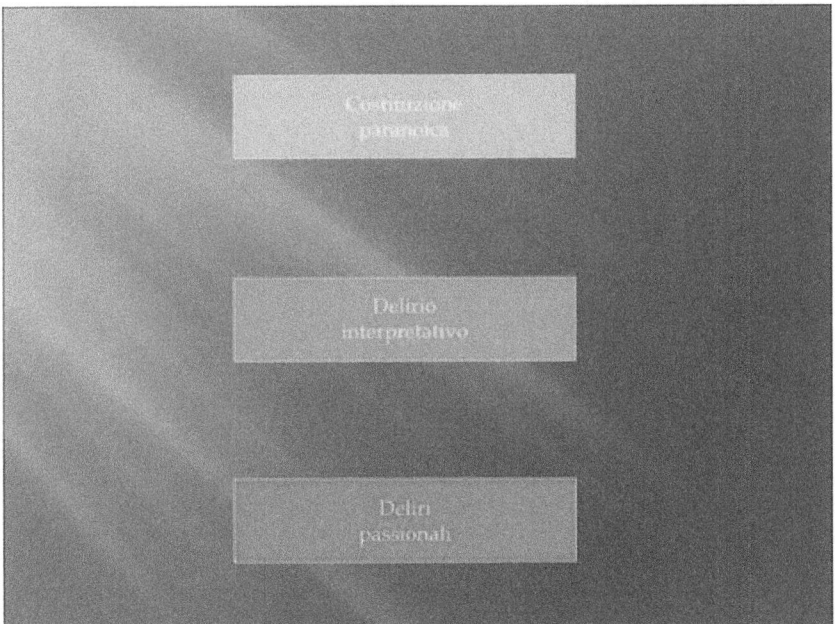

Inizialmente, esiste quindi una costituzione paranoicale, delle caratteristiche di fondo della personalità del soggetto, che può arrestarsi a quel livello, o costituire la base per gli sviluppi successivi, e più gravi.

FIG 11

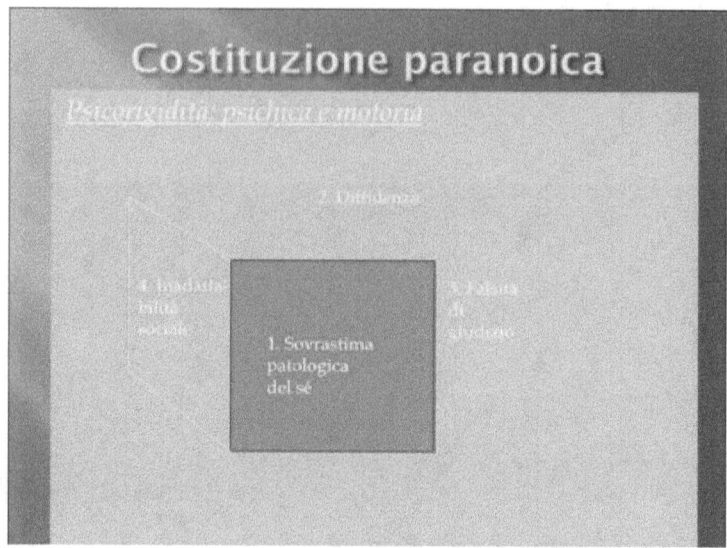

La costituzione paranoicale è rappresentabile da un solido a quattro facce (FIG 11) che rappresentano le dimensioni di base:

La prima faccia è costituita dalla patologica sovrastima del sé, rappresentata nella Fig. 12 successiva. È una caratteristica del tutto indipendente dalle effettive realizzazioni conseguite nella vita.

È messo qui in rilievo il punto di partenza: la *tonalità affettiva espansa* che condiziona il pensiero susseguente. Ci si trova di fronte a soggetti che avvertono una esaltazione emozionale delle proprie capacità, per cui si sentono capaci di grandi imprese, votati a missioni particolari, capaci di riconoscere nessi tra avvenimenti e oggetti per lo più neutri e distanti ed elementi della loro vita. Da notare i rapporti con la fase di eccitamento maniacale, per cui la paranoia è stata"mania fredda", in quanto si realizza su tempi lunghi e in forma attenuata è stata anche chiamata "mania fredda" rispetto alla violenza dell'esplosione affettiva della maniacalità. Come osservato anche dallo stesso Kraepelin questi soggetti vanno incontro anche a flessioni d'umore, verosimilmente legate a cupi vissuti d'inferiorità e vergogna preesistenti e poi agli scontri perdenti con la società che non riconosce le prerogative che ritengono di possedere.

FIG 12

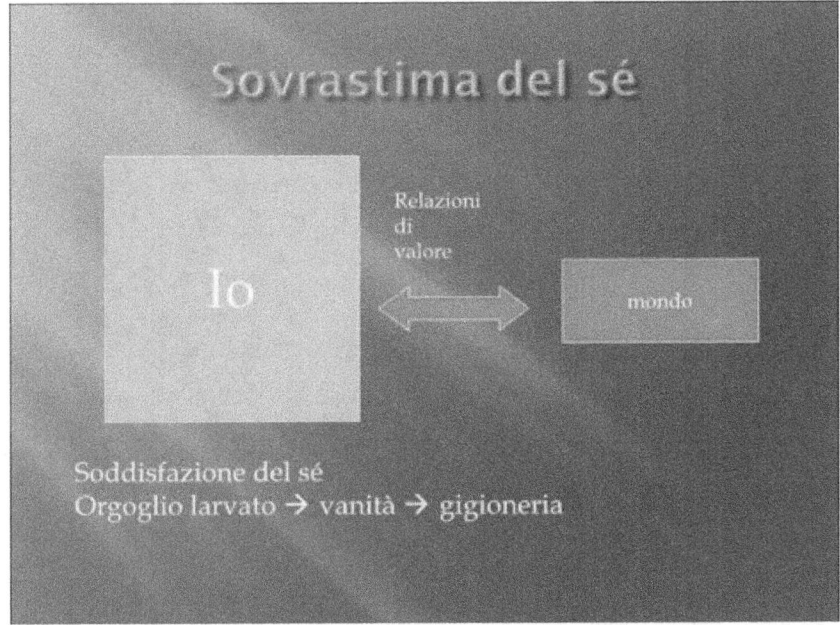

La seconda faccia è rappresentata dalla diffidenza, che improntа di sé le relazioni di fatto col mondo del soggetto. Vi è un dubbio di fondo, che costituisce come uno stampo che modella le intuizioni, le interpretazioni, che precipita le spinte emotive ed ansiose. È considerato come il corrispettivo negativo del delirio.

La terza faccia riguarda invece proprio il punto nevralgico del disturbo: l'alterazione

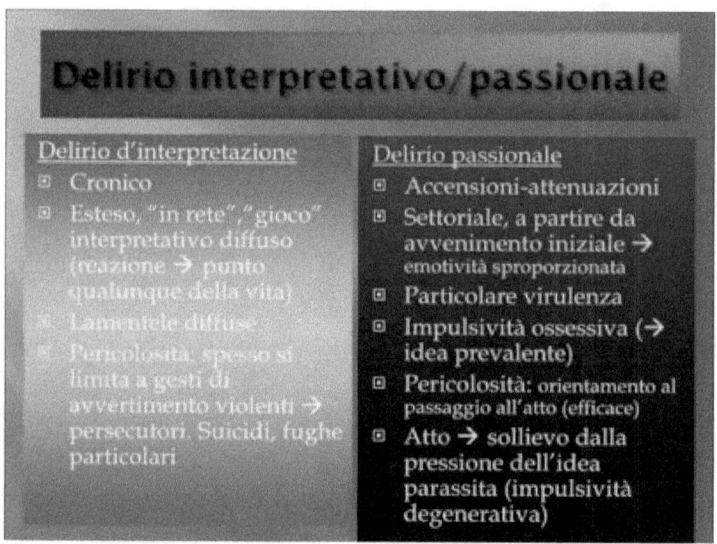

FIG 13

dell'intelletto (falsità di giudizio). Si tratterebbe di un "difetto di classificazione preformato" per cui i giudizi vengono incanalati verso un Sistema, realizzandosi una forma di arresto, non evoluta, del giudizio. Il Sistema prende il sopravvento sulla realtà e su questo vengono a inquadrarsi gli eventi, anche banali, della quotidianità, con la formazione di giudizi di valore peculiari ed autoriferiti.

Distinzione tra delirio interpretativo e passionale (FIG 13)

Questa distinzione risulta molto importante nella pratica, visto che i

paranoici "deliranti passionali" possono essere ben più pericolosi.

Delirio d'interpretazione (Sérieux, Capgras)

- Causa (spesso nascosta). Significato trasfigurato di banali accadimenti — Da dati primari quasi intuitivi ,quasi ossessivi, non ordinati primitivamente si ha una forzatura logica (vissuta come "sofferta, subita")

- Gesti, segnali, portano a interpretazioni deliranti, centripete (autoriferite), multiple, estensive, ripetute

- Delirio del pianerottolo, strada, fòro. Il delirio è quindi modesto, i persecutori sono personaggi "modesti" della vita quotidiana, a cui vengono attribuiti misfatti incommensurabili alla loro posizione sociale.

FIG 14

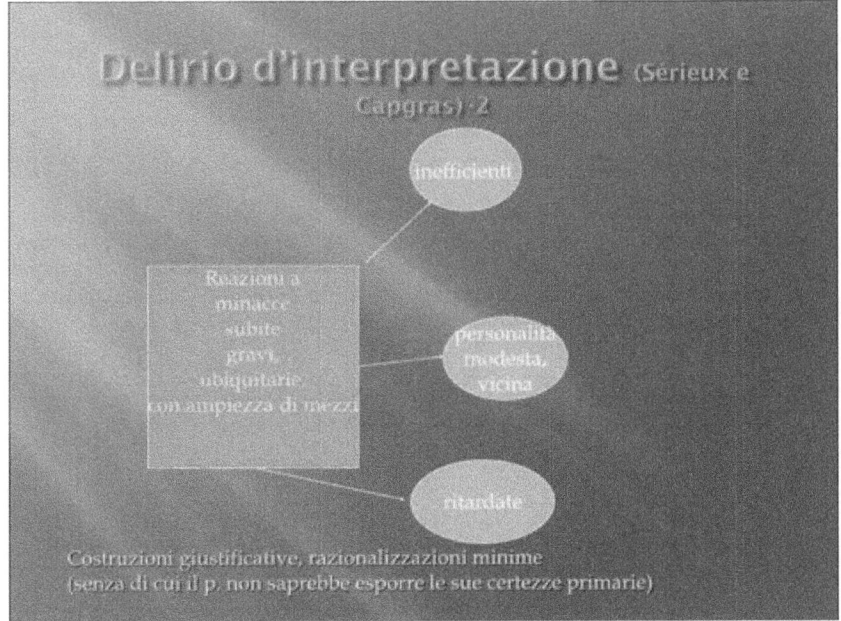

- Deliri passionali (Clérambault)

    — Delirio di rivendicazione (isolato da Sérieux e Capgras dal delirio interpretativo) o querulomania

  — Erotomania

    — Delirio di gelosia

Caratterizzati da:

- Iperemotività cronica (stenia maniacale)
- Impulsività, "degenerazione", amoralità, perversione
- L'idea prevalente è costituita dall'avvenimento scatenante. In psicopatologia si intende per "idea prevalente" un contenuto ideativo a forte tonalità affettiva, che domina la coscienza e la vita della persona, non assurdo o comunque di cui il soggetto può riconoscere il carattere eccessivo... si consolida in genere sulla base di personalità alterate e spinge sovente all'azione (Poli, Cioni, 1994)
- L'impulsività ossessiva spinge all'atto → sollievo → estinzione (temporanea) del delirio. Questo percorso tende comunque a ripetersi e recidivare.

Facendo riferimento al libro di W.Lusetti *Cannibalismo ed evoluzione* (2008), si teorizza la paranoia come una dimensione psichica arcaica transnosografica (che attraversa, cioè le varie categorie diagnostiche), essendo riscontrata in:

— Disturbi schizofrenici e paranoici

— Disturbi di personalità
— Psicopatie criminali
— Disturbi affettivi psicotici

— Disturbi nevrotici e di dipendenza
— Anoressia mentale, etc.
— Disturbi organici (demenze, epilessie...)

— Perversioni sessuali

Secondo Lusetti perciò, l'"ideazione predatorio–persecutoria", costituirebbe un modello comportamentale di base (in pratica un soft-ware cerebrale, una struttura biologica, utilizzabile all'occorrenza) realizzante un pattern comportamentale antipredatorio (insieme a riparazione e colpa) di ritualizzazione e padroneggiamento della morte. Alla base anche di rituali religiosi o magici, guerra, formazioni reattive idealistiche.

Straripamento, virulenza della funzione logica con la formazione di sofismi e paralogismi, sono pure caratteristici di questa alterazione dell'intelletto (*Fous raisonnants* = pazzi ragionatori, secondo Sérieux e Capgras). Eppure, come già visto, queste caratteristiche paradossalmente conferiscono a questi soggetti possibilità di successo, con la loro apparenza di rigore, il fascino di concezioni "di presa", l'affermazione ostinata senza variazioni (non recedono davanti a nulla e nessuno).

La quarta faccia è rappresentata dalla inadattabilità sociale, per cui mancano di elasticità vitale, di simpatia; hanno incapacità di sfruttare il successo per la propria felicità, incapacità di sottomettersi a discipline (leggi) collettive, essendo sempre in contrasto e irrisolti. Vi è in loro un'ambiguità morale, combattuti tra rigetto della società e bisogno di apprezzamento. L'adesione "stretta" alla realtà porta sofferenza crudele, con virtualità ostili nelle relazioni sociali.

Capitolo 5

Tipi di paranoici

1) Paranoico "stenico". Sulla base di delusione per non essere considerato come ritiene, in lui si scatena l'emozione della rabbia, che caratterizza le sue reazioni sociali.

2) Paranoico "fragile". In lui prevale il sentimento di confusione, incomprensione della realtà. In lui si scatena l'emozione della paura incontrollata, da cui scaturiscono azioni aggressive potenzialmente molto pericolose.

Le caratteristiche fondamentali della paranoia

— disadattamento sociale con ipoafferenze (tipo solitario, isolato); — difetto di ragionamento (alterazione cognitiva);
— Io ipertrofico (affettività espansa)

sono presenti in misura diversa nei singoli paranoici dando luogo a profili diversi a seconda della prevalenza dell'una o dell'altra caratteristica e del peso variabile di ciascuna di esse. La risultante finale sarà molto differente riguardo alle manifestazioni comportamentali specifiche.

Nella Tabella sottostante sono indicate la presenza e consistenza delle singole caratteristiche per il tipo stenico e quello fragile.

	deficit di socialità	difetto di ragionamento	affettività espansa
paranoico stenico	- (+)	++	+++
paranoico fragile	+++	+++	-

Ovviamente è possibile pensare che tutte le forme di passaggio esistano, a formare mosaici complessi.

Il paranoico stenico può occupare una posizione sociale impor- tante (politico, magistrato, etc) conquistata attraverso il suo attivismo emotivamente pregnante ("carismatico") volto a promuovere la sua personalità. Le sue carenze di ragionamento lo aiutano paradossalmente in questo, allontanando istanze autocritiche e travolgendo "come un carro armato" ogni ostacolo che gli si para davanti. È in realtà un carnefice che si presenta nel ruolo di "vittima". Ha compiuto molti atti ai limiti o al di fuori della legge con i pretesti dialettici più vari (che spesso vengono incredibilmente accettati data la sua testardaggine e incrollabilità), ma quando la legge cerca di presentargli il conto sulla base di prove anche molto precise, assume il ruolo di vittima. È il perseguitato per definizione, l'incompreso nella sua grandezza, colui che vuole salvare il paese che senza di lui sarà perduto, ma viene ostacolato in questo da nemici invidiosi e cattivi. Per questo manifesta rabbia, sotto forma di sdegno e indignazione. Così riesce spesso a sollevare movimenti di massa in suo favore.

Il *leader paranoico* è quello che riesce a imporre all'ambiente la sua mappa emotivo–cognitiva di realtà comprensiva di contenuti, valori e metodo (v. in proposito la parte dedicata al magistrato paranoico nel libro di Marco Della Luna *Le chiavi del potere*. V. anche il libro di Elias Canetti *Massa e potere*, in particolare la parte sul monarca paranoico (v. oltre).

Occorre considerare la possibilità che la rigidità e la difettosità del pensiero del paranoico siano causate da esigenza non modulabile e immediata di coesione interna, dovuta a mancata strutturazione e maturazione della gestione emotiva, laddove vi è prevalenza dell'esigenza interna sul bisogno di adattamento esterno. Una ultra–azione del pen- siero si sostituisce al tener conto della realtà e consegue così un illusorio adattamento anziché un adattamento oggettivo alla realtà oggettiva. In altre parole, *il paranoico fa tornare i conti forzando sulla carta rispetto alla realtà*. Così il pubblico ministero delirante si affida al teorema che costruisce in sostituzione dell'indagare la realtà effettiva, meno gratificante per la sua fame di potenza e più laboriosa da indagare.

Interessante in proposito l'idea di Marco Della Luna che vede il paranoico a un bivio: o riesce a imporre il suo pensiero come corrispondente alla realtà — e allora diventa un personaggio di successo, un leader, e la realtà viene adattata al suo delirio, sicché questo non

appare come tale; oppure non ci riesce, e allora diventa un fallito, un malato o, eventualmente un delinquente... Così si esprime in *Le chiavi del potere* (2003):

"vorrei far presente come curiosamente i ritratti, dipinti dalla stampa, di alcuni inquirenti d'assalto, giustizialisti, inclini all'abuso dei loro poteri sulla persona degli indagati, potrebbero essere usati per rappresentare una per- sona avente un'organizzazione psichica di tipo paranoico, che interferisce pesantemente nell'esecuzione dei compiti d'ufficio, alienando un soggetto dalla legalità procedurale, pur senza impedire il conseguimento di risultati astrattamente e in se stessi utili. E al magistrato di carattere paranoico, co- me pure al monarca paranoico (v. il caso del sultano Muhammad Tughlak, diffusamente descritto da Elias Canetti in *Masse und Macht*), e ad ogni potente (Machthaber) paranoico, riesce quello che al paranoico comune non riesce, ossia riesce di costringere la realtà esterna a conformare le proprie convinzioni e pretese deliranti, così che egli appare a sé e agli altri sano e giusto nonché ultrapotente, mentre il paranoico senza potere si schianta contro una realtà più dura del suo delirio e viene riconosciuto come folle. Il magistrato inquirente con personalità paranoicale di questo tipo, usa il proprio potere reale, esercitandolo spesso in violazione della legge e dei diritti della difesa, anche in modo di far omologare dalla realtà il proprio delirio, e di trasferire tutto il male, di forza, nell'indagato, sovente suo protetto di ieri, fino a schiacciarlo col supporto pure delirante dell'opinione pubblica, che, nella sua immaturità, si identifica in lui quale portatore di una grande sicurezza, aggressività e potenza narcisistiche, mentre si contro–identifica col capro espiatorio [. . .] non tocca a lui finire dentro proprio perché a lui riesce metter dentro gli altri [. . .]

Il magistrato in esame diviene così [. . .] l'individuo socialmente più pericoloso in assoluto, perché per sentirsi sicuro di non essere condannato o distrutto, deve condannare o distruggere incessantemente il prossimo."

La paranoia può essere anche considerata *come il contrario dell'empatia*.

Il paranoico è freddo, distaccato, non è attento ai feedback (riscontri) ambientali (argomento dei neuroni specchio (v. oltre): mal funzionanti?).

Segue un suo ragionamento, che non è un vero e proprio ragionamento nel senso di concatenazioni logiche più o meno stringenti, ma una serie di giustificazioni a posteriori sulla convinzione di dover affermare veementemente i propri diritti all'auto–affermazione.

Gira in pratica tutto intorno a sé stesso. Gli argomenti seguono. Attaccano e sono recepiti dagli interlocutori in quanto sprigionano in modo veemente da una struttura debordante, talvolta carismatica.

Non può, per definizione, mai avere torto, perché argomenti contrari alla propria autoaffermazione non vengono proprio considerati. Questo non è sempre vero: esistono, come abbiamo visto, dei paranoici non carismatici, che agiscono "per difesa" rispetto alla propria avvertita vulnerabilità e insicurezza di fondo, a vissuti di inferiorità che spesso si presentano improvvisi alla coscienza. Su una base intellettiva deficitaria, possono essere molto pericolosi.

Il paranoico fragile è di tutt'altra pasta. Occupa una posizione sociale marginale. Il deficit di ragionamento è conseguente a capacità psichiche globalmente ipoevolute (vissuto nell'isolamento, ritardato mentale. . .). La sua incapacità di comprendere una realtà complessa e cangiante lo rende facilmente preda di sentimenti di vergogna e paura, a cui reagisce con atti inconsulti, raramente premeditati.

L'*empatia* è un'identificazione con l'altro, più di una mera proiezione, perché chi ne è dotato è in grado di adattarsi alla realtà, alla sensibilità, ai bisogni del prossimo.

Empatia è il presupposto dei comportamenti sociali. La mancanza di empatia è la causa di molti comportamenti antisociali.

È importante a questo riguardo un accenno alla relativamente recente, ma ormai molto nota teoria dei "neuroni specchio" per cui la simulazione appare centrale all'apprendimento. Riprendo la sintesi fatta in *Neuroschiavi*:

"Un gruppo di ricercatori italiani dell'Università di Parma (Gallese, Rizzolati), attraverso studi inizialmente effettuati su scimmie macaco, ha elaborato una delle teorie maggiormente interessanti e accreditate in merito al funziona- mento cerebrale (che comporta purtroppo il rischio, al di là delle intenzioni degli autori, evidenziato in simili casi di enorme successo culturale, di as- surgere a nuova ed onniesplicativa religione laica): la teoria dei neuroni specchio (mirror neurons). Questi ricercatori hanno osservato l'attivazione di certe aree prefrontali (zone premotorie) nelle scimmie non solo per il compimento di azioni complesse (per esempio afferrare un oggetto), ma anche in relazione alla semplice osservazione della stessa azione compiuta da altri, o addirittura all'ascolto di suoni riguardanti l'azione medesima. Simili risultati sono stati riscontrati anche nell'uomo. Pare cioè che vi siano gruppi di neuroni dedicati a riconoscere specifiche azioni in base al loro fine, come prendere qualcosa per mangiare (non semplicemente prende- re qualcosa), e tanto che l'atto sia compiuto con la mente quanto che sia

compiuto con un attrezzo; tanto che lo compia un altro macaco quanto che lo compia un umano; tanto che si osservi tutto il gesto quanto che se ne colga solo una parte. I neuroni specchio sono pertanto importantissimi per la comprensione delle intenzioni altrui, e la carenza di essi può determina- re difficoltà relazionali e forse anche l'autismo, come scrivono Legrenzi e Umiltà a nel loro saggio *Neuromania* (2009). La conclusione è che quando guardiamo qualcuno che compie un'azione, oltre all'attivazione di varie aree visive c'è una concomitante attivazione dei circuiti motori che sono reclutati quando noi stessi compiamo quell'azione [. . .] il nostro sistema motorio diventa comunque attivo come se noi stessimo seguendo la stessa azione che stiamo osservando [. . .] percepire un'azione è equivalente a simularla internamente. "

Sulla falsariga di questa linea di ricerca, Avenanti et al hanno pubblicato un interessante articolo a proposito dei comportamenti empatici (dolore condiviso) sulla rivista «Nature» (giugno 2005). Vi si riporta:

— Risposte motorie al proprio dolore → reazioni di "congelamento" o fuga (significato adattivo → sopravvivenza)

— Video di ago che penetra in una mano, piede/ in un pomodoro mostrato a volontari.

— Stimolazione Magnetica Transcranica (TMS) → campi ma-gnetici: valutazione di potenziali evocati nel sistema motorio (eccitabilità)

— Simili risposte motorie → osservazione di dolore provato da al- tri. Correlazioni con valutazione di qualità sensoriali del dolore attribuite al modello e con misurazioni di empatia sensoriale (ma non emotiva) di stato o tratto.

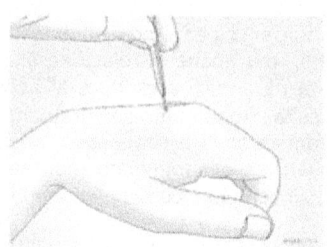

— Percezione sensoriale primitiva, involontaria, non emotiva → nascita di legami sociali nell'evoluzione. Apprendimento arcaico, osservazionale e imitativo, a reagire al dolore.

In conclusione, quando vediamo qualcuno (es. uno sconosciuto) provare dolore, ci mettiamo nei suoi panni, cioè la corteccia motoria reagisce allo stesso modo come se fossimo noi stessi a soffrire. Vi è diminuzione dell'eccitabilità nel sistema motorio (=anestesia) alla vista della penetrazione di aghi in una mano o piede (non in un pomodoro)
— Queste acquisizione possono preludere alla comprensione di malattie in cui i legami sociali sono distorti
— Tutto questo ci può offrire spunti per la terapia: guardare qualcuno che soffre mentre si prova dolore → modulazione della propria percezione del dolore.

Malfunzionamento prefrontale (ventro-mediale, destro) - Damasio

- Quoziente intellettivo (QI) normale
- Bizzarro comportamento sociale
- Incapacità di pianificare (—> conseguenze future)
- Mancano o scarseggiano: empatia, partecipazione emotiva, imbarazzo, compassione, senso di colpa.
- E' assente l'uso di esperienze personali accumulate (esito futuro: punitivo o gratificante?) per classificare situazioni
- Causato da: genetica, fattori sociali e culturali
- Effetti simili da abuso di cocaina, oppiacei, alcol

In *Alla ricerca di Spinoza* (2003), Damasio ha descritto un peculiare malfunzionamento della corteccia prefrontale, soprattutto nella parte ventro–mediale dell'emisfero destro, e, "in forma meno pura" nella regione parietale sempre dell'emisfero destro, in cui

"il soggetto non dispiega normalmente il repertorio innato di emozioni e sentimenti sociali. Come minimo, egli finisce per interagire con gli altri in modo innaturale: reagisce impropriamente a moltissime situazioni sociali attirandosi altrettanto improprie reazioni da parte degli altri, e come risultato si fa un'idea distorta del mondo sociale. In secondo luogo, non acquisisce un repertorio di reazioni emozionali sintonizzato su specifiche azioni precedenti: infatti, l'apprendimento dell'esistenza di un nesso fra una particolare azione e le sue conseguenze emozionali presuppone l'integrità della regione prefrontale. In questi soggetti, l' esperienza del dolore, che è una componente della punizione, è scollegata dall'azione che ha causato la punizione stessa; e pertanto non vi sarà alcun ricordo di un tale collegamento di cui fare uso in futuro; lo stesso vale per gli aspetti piacevoli della gratificazione. In terzo luogo, infine, vi è una carente elaborazione delle conoscenze personali riguardanti il mondo sociale. La classificazione delle situazioni, la classificazione delle risposte —adeguate e inadeguate— e l'organizzazione e connessione di convenzioni e regole sono distorte. "

Un tale difetto potrebbe avere molte cause: da una segnalazione chimica anormale su base genetica, a fattori sociali e culturali.

In conclusione, il nostro apprendimento avviene per imitazione- simulazione del comportamento dei nostri simili. Quanto effettuato o subito da loro provoca in noi manifestazioni affini (come se fossimo noi stessi i protagonisti). Nella normalità la pianificazione dei nostri comportamenti è influenzata dalle emozioni (positive o negative) pro- vocate dal riscontro in società dei nostri comportamenti precedenti:

rinforzo se positive, estinzione se negative. Esistono alcuni soggetti che, per varie ragioni possibili, non sono influenzati da questo "filtro" di ritorno, per cui perdono la capacità di agire "empaticamente" con l'ambiente, dimostrando distacco, freddezza, crudeltà, antisocialità. Nei soggetti paranoici è molto evidente la carenza di empatia, e questo potrebbe essere uno dei punti centrali su cui lavorare per: 1) creare dei test appositi per riconoscerli e valutarli; 2) addestrarli a recuperarla (trattamento mirato).

Capitolo 6

Casi letterari

Vengono in questa sezione riportati alcuni celebri casi di paranoici a cui la letteratura ha dato celebrità: i primi due sono interessantissimi casi di paranoici con competenze letterarie che hanno descritto il loro disturbo. Il terzo è un personaggio (un paranoico "fragile" nella nostra terminologia) creato dalla geniale fantasia (ma quanto è realistico e profondo!) del grande scrittore Robert Musil.

1. Daniel Paul Schreber

Magistrato, Presidente della Corte d'Appello di Dresda, figlio di un pedagogista di fama noto per le sue idee particolarmente rigide, all'età di 51 anni (1893) Daniel Paul Schreber ebbe una crisi delirante che si cronicizzò. Per tali motivi si ricoverò presso la clinica psichiatrica di Lipsia sotto le cure dell'anatomista Flechsig. Le sue straordinarie autobiografiche *Memorie di un malato di nervi* furono pubblicate nel 1903 presso l'editore Mutze a Lipsia, con l'intento di «offrire la sua persona al giudizio degli esperti come oggetto di osservazione scientifica». Circolato in ambienti psichiatrici, il primo saggio interpretativo fu scritto nel 1911 da Freud in un numero dello «Jahrbuch», che ne fece l'oggetto della sua teoria sulla paranoia, basata su omosessualità e proiezione. Molti sono stati gli sviluppi successivi, di vari Autori, dagli psicoanalisti Jung e Lacan, a Canetti, che attraverso il caso Schreber portarono acqua al loro mulino: Jung vi segnalò riferimenti a materiali mitologici, poetici, mistici e psicopatologici vari; Lacan ne trovò spunto per il concetto da lui introdotto della forclusione:

"è il difetto del Nome del Padre che. . . attraverso il buco che apre nel significato, avvia la cascata di rimaneggiamenti del significante, da cui procede il disastro crescente dell'immaginario, finché non si raggiunga quel livello in cui significante e significato si stabilizzano nella metafora delirante. "

Canetti lo usò per denunciare l'indissolubile connessione tra paranoia e potere. L'ossessione del complotto è ugualmente importante per il paranoico ed il potente.

Al di là dei vari tentativi interpretativi ad hoc, le *Memorie* stesse offrono spunti interessantissimi per riscontrare la genesi del delirio e riguardo lo stato d'animo del delirante.

"Non appena io mi abbandono al non pensare a nulla, o, che è la stessa cosa, cesso da una occupazione testimoniante l'attività dello spirito umano, per esempio in giardino smetto di giocare a scacchi, immediatamente si leva il vento [. . .] il cosiddetto ruggire [esperienza penosa vissuta dal soggetto]. La ragione risiede nel fatto che Dio, non appena mi abbandono a non pensare a nulla, crede di potersi ritrarre da me come da una persona che sarebbe idiota[...]

Ma, poiché le voci che parlano con me dai primi inizi del mio collegamento con Dio (metà marzo del 1894) fino ad oggi indicano giornalmente il fatto che da qualcuno sia stato commesso un assassinio dell'anima come la causa della crisi che ha sconvolto i reami di Dio, e precisamente Flechsig [lo psichiatra curante che, anche qui appare oggetto di odio e colpevolizzato] veniva indicato come l'autore dell'assassinio dell'anima, mentre ora già da lungo tempo, con un voluto capovolgimento della situazione, si vuol rappresentare me stesso come colui che ha commesso l'assassinio dell'anima—io giungo all'ipotesi che una qualche volta, forse già in generazioni precedenti, abbia avuto luogo un evento, da definire assassinio dell'anima, tra le famiglie Flechsig e Schreber [. . .] Io suppongo ora che una persona che portava il nome di Flechsig, cioè un uomo sotto questo nome, sia riuscita ad abusare della congiunzione nervosa—a lui concessa allo scopo di fornire ispirazioni divine o anche per altre ragioni—per trattenere i raggi divini [. . .] In tal modo ci si può immaginare che si sia formata una specie di congiura tra una tale persona ed elementi dei reami anteriori di Dio a danno della stirpe degli Schreber, per esempio nel senso che avrebbe dovuto essere impedita loro la discendenza o per lo meno la scelta di professioni le quali, come quella di medico delle malattie nervose, potevano portare in rapporti più stretti con Dio [. . .] la persona in questione, cioè, doveva avere ottenuto una intuizione delle cose sovrasensibili a me nel frattempo divenute note, ma sicuramente non era penetrata fino a una più profonda conoscenza di Dio e dell'Ordine del Mondo [. . .] Nel caso che egli, come tanti uomini moderni, avesse appartenuto o appartenesse agli scettici, non sarebbe certo da fargliene un rimprovero, tanto meno da parte mia, giacché io stesso devo confessare di avere appartenuto a questa categoria finché non sono stato diversamente ammaestrato da rivelazioni divine [. . .] e se addirittura Dio medesimo, sia pure nelle istanze subordinate soltanto, ha potuto lasciarsi indurre a una specie di cospirazione contro uomini in fondo innocenti [. . .] D'altro canto l'afflusso, che ormai dura ininterrottamente da sei anni, di nervi di Dio nel mio corpo ha avuto come conseguenza la perdita di tutta la beatitudine raccolta fino a quel momento e l'impossibilità provvisoria di una nuova fondazione di beatitudini di modo che la beatitudine è per così dire sospesa [. . .] Il passaggio nel mio corpo avviene anche per i nervi di Dio contro voglia e con un senso di disagio che si fa riconoscere nel continuo gridare aiuto delle parti nervose distaccate dalla massa che io sento ogni giorno nel cielo. "

E sull'esordio della malattia:

"Inoltre una volta, mentre ero a letto, di mattina (non so più se mezzo addormentato o già sveglio) ebbi una sensazione che mi fece un effetto assai singolare, quando ci ripensai dopo in completo stato di veglia. Era la rappresentazione che dovesse essere davvero bello essere una donna che soggiace alla copula. – Questa rappresentazione era talmente estranea a tutto quanto il mio modo di sentire e io l'avrei respinta, come posso ben dire, se fossi stato in piena coscienza, con una tale indignazione che, dato quanto poi ho vissuto da allora, non posso del tutto respingere la possibilità che in essa avessero avuto la loro parte influenze esterne che mi avrebbero ispirato questa rappresentazione. "

Schreber il 1° ottobre 1893 assume la nuova carica di presidente della Corte d'Appello di Dresda, ma non vive più: «affaticato», insonne, avverte strani «scricchiolii nella parete», si dà malato, tenta un viaggio con la moglie, ma ha «un'oppressione al cuore». Ha pensieri di morte e tenta in modo goffo il suicidio. Si ricovera in Manicomio, ma la "sovreccitazione nervosa" peggiora sempre più. Non riesce più a dedicarsi a occupazioni intellettuali.

Per il mio crollo spirituale fu decisiva, in particolare, una notte durante la quale ebbi un numero assolutamente insolito di polluzioni (all'incirca una mezza dozzina). Da allora subentrarono i primi sintomi di un rapporto con forze sovrasensibili, in particolare di una congiunzione nervosa che il professor Flechsig aveva stabilito con me, nel senso che parlava con i miei nervi senza essere probabilmente presente. Da questo momento ebbi anche l'impressione che il professor F non nutrisse buone intenzioni nei miei riguardi[. . .]

Ma in me [. . .] si è verificato il caso che i miei nervi fossero messi in movimento dall'esterno e incessantemente, senza una pausa [. . .] Il modo in cui questo influsso si verificava ha assunto nel corso degli anni forme che andavano sempre contro l'Ordine del Mondo e il diritto naturale dell'uomo di disporre liberamente dell'uso dei propri nervi, vorrei anzi dire forme sempre più grottesche. Così già abbastanza presto questo influsso si verificò nella forma di una coazione a pensare [. . .] L'essenza della coazione a pensa- re consiste nel fatto che l'uomo viene costretto a pensare incessantemente [. . .] fu limitato fin dagli inizi dai raggi che erano in rapporto con me e che continuamente bramavano di sapere a che cosa stessi pensando [. . .] a questa insensata domanda [a che cosa sta pensando adesso?], si fu costretti ben presto a rifugiarsi in un sistema di falsificazione del pensiero, dando alla domanda suddetta persino la risposta: All'ordine del Mondo [. . .] cioè i miei nervi erano costretti dall'azione dei raggi a fare quelle vibrazioni corrispondenti all'uso di queste parole [. . .] erano principalmente anime defunte che cominciarono a interessarsi di me [. . .] Quale confusione disastrosa nascesse [. . .] nella mia testa [. . .] nella ripetizione spaventosamente monotona delle stesse frasi [. . .]

Il secondo punto che dovrebbe essere trattato [. . .] riguarda la tendenza nell'Ordine del Mondo, alla evirazione di un uomo che si trovi in rapporti continui con i raggi. —Questi rapporti, da un lato, sono in connessione con la natura dei nervi di Dio, grazie alla quale la beatitudine (il godimento di essa [. . .]) anche se non esclusivamente, è purtuttavia, almeno nello stesso tempo, un sentimento di voluttà estremamente intenso [. . .]

2. Ernst Wagner

Maestro elementare tedesco che, sulla base di convinzioni persecutorie centrate su argomenti di natura sessuale (suoi comportamenti di un lontano passato in cui avrebbe sfogato pulsioni sessuali su animali), Ernst Wagner elaborò un progetto dettagliatissimo nel corso di oltre un decennio per sterminare nel 1913 la propria famiglia (moglie e 4 figli) per "liberarli dalla vergogna", e tutti gli abitanti del paese dove aveva insegnato anni prima (Muelhausen) "stanati" dalle loro case attraverso l'incendio dei fienili e che si imbatterono nella sua presenza (armato di fucili). Il suo intendimento era di colpire solo i soggetti di sesso maschile (che lo avrebbero deriso e schernito con pettegolezzi allusivi nella taverna del paesino) per "vendetta", solo che "per errore" colpì anche 2 femmine. Uccise 9 persone, oltre ai propri familiari.

Il caso Wagner è di grandissimo interesse perché, oltre ad essere sta- to studiato dai principali grandi psichiatri del tempo (la perizia che lo giudicò infermo di mente per "paranoia" è opera di Gaupp), fornisce materiale di prima mano, avendo il paziente scritto una autobiografia in tre parti e soprattutto un dramma in tre atti *Wahn* (delirio) dove vengono riportati con grande profondità e competenza (aveva evidentemente studiato ciò che era stato scritto su di lui dagli specialisti) tutti i "movimenti interni" che l'avevano condotto all'azione.

Senza bisogno di intermediazioni (va citato comunque il bel libro di Cargnello dedicato all'argomento) egli fa dire al personaggio che lo rappresenta (Ludwig II di Baviera, che lotta perché il suo regno non venga assimilato nell'impero tedesco e viene preso per pazzo):

"Non c'è grandezza fra le stelle; esse corrono tutte legate a una costrittiva catena. Se c'è grandezza al di sopra delle stelle chi pretende di saperlo? Cosa è delirio, cosa è verità: chi è in grado di dirlo? "

Poi fornisce un quadro articolato e assolutamente illuminante dei vari passaggi del disturbo:

"Sua Maestà soffre di delirio di persecuzione [. . .] Chi non avrebbe pensato infatti a tutt'altro, a un delirio di grandezza? [. . .] Solo in idee di grandezza sembrava saziarsi la mente malata, solo nel mondo del grandioso pareva compiacersi l'anima sconvolta. Bene: il delirio di grandezza è presente, ma solo come manifestazione conseguente e secondaria. Delirio di persecuzione e delirio di grandezza sono soliti per lo più comparire insieme. Sono come il suono e la sua eco, come l'oggetto e la sua immagine riflessa, come l'andare e venire del pendolo. Il delirio di persecuzione è il volto e l'essenza, il delirio di grandezza la maschera e l'apparenza. Questa è la difesa necessaria del tormentato, l'autoesaltamento di chi affonda, la lotta disperata per l'affermazione di sé. Forza, vuole simulare il debole, mentire a se stesso. Sua Maestà non vive nella forza, ma nella paura. Paura è la solitudine di Sua Maestà, paura è la misantropia, paura è il suo odio [. . .] Dov'è uno capace della più coraggiosa di tutte le affermazioni: ho paura? [. . .] La paura del folle è però una paura pazza: pazza nel motivo, pazza nel tormento, pazza nelle conseguenze del piano e dell'azione. Sua Maestà non vive nello splendore, ma nella miseria [. . .] Delirio di persecuzione? È la somma di tutte le pene della terra, è tormento infernale [. . .] Proprio in questo consiste la malattia, la follia: non c'è nessun motivo, nessun ragionevole motivo, nessun motivo che risulti evidente per una persona normale. Ma per il malato di mente l'immaginazione folle ha altrettanta realtà della realtà più reale; aleggia su di lui la costrizione. Ossessionanti sentimenti lo gravano, e il sentimento costringe il pensiero, e il pensiero costringe la volontà. Ed eccolo incatenato: posto in catene dal suo stesso spirito; chi vi porge aiuto diventa per lui un carnefice, chi tenta di liberarlo un despota. Chi è costretto a sentirsi inquieto, tormentato e perseguitato cerca motivazioni, cerca fuori di sé ciò che invece è dentro di lui, cerca, cerca finché trova [...] il più insignificante, il più ridicolo e il più falso dei motivi. "

E soprattutto fa dire alla figura di psichiatra, che poi perirà coinvolto nel suicidio del re:

"L'odio, il più mortale odio di Sua Maestà mi colpirà. A causa della mia perizia. Il delirio cesareo, cioè dei Cesari –così si chiama il delirio di persecuzione dei grandi– mi getterebbe alle belve, se così si usasse ancora"

Riprende il re:

"Il pazzo si chiede come il criminologo: chi ha interesse a questo? Se anche il punto di partenza e la direzione sono sbagliati, il ragionamento prosegue in modo ancor più perspicace e ostinato: non manca alcun anello alla catena logica delle deduzioni. Perché sua Maestà teme lorsignori? Perché il malato di mente di questo tipo non vuole lasciarsi scrutare in fondo all'anima e teme tutti coloro ai quali egli attribuisce questa capacità [. . .] snobbi ed eviti i più dotati. La malattia tramuta la più fiduciosa espansività nell'inaccessibilità più chiusa. In sostanza sua Maestà vuol far certo capire a ognuno: questa è la mia pelle, ciò che essa racchiude non deve esistere per nessuno. Poiché chi si crede spiato da nemici resterà nella sua grotta, si avvolgerà di spine [. . .] mostrerà denti e artigli [. . .] fughe sono i suoi cambiamenti continui di luogo, fuga ora nel grande, grande mare [. . .]"

Riprende lo psichiatra:

"Ciò che viene temuto e perciò odiato è il nucleo morboso [. . .] sarebbe parimenti scontento [. . .] perché comunque malato [. . .] la malattia che ha colpito la sua mente non ne verrebbe per questo guarita. È vero: questi infelici hanno un motivo per temere, ma di loro stessi dovrebbero aver paura o meglio della loro sventura. Non c'è scampo."

Il principe chiede:

"Non c'è dunque alcuna speranza di guarigione?"

Lo psichiatra:

"Probabilmente no [. . .] la psichiatria sa poco e questo poco non è neppure sicuro. Perché appena sapessimo qualcosa di più sulla legge e sul meccanismo dell'anima malata sarebbe risolta la questione della mente. Una teoria scientifica non è certo una verità. Noi medici siamo costretti a rilevare la rassomiglianza di certi casi nel momento in cui vogliamo fare una prognosi [. . .] Sua Maestà porta il peso e la maledizione dell'ereditarietà [. . .] Quanto il presentimento possa essere consapevolezza della malattia, è difficile dire per chi ne è lontano [. . .] Alcune forti capacità di comprensione –un malato di mente non deve necessariamente essere, almeno per un certo tempo, un debole di mente– tendono ad ingannare il malato; è anche comprensibile che la coscienza di sé si ribelli a riconoscere un fatto che non avrebbe altro significato se non una totale disperazione"

E oltre, il re afferma:

"Il folle ha l'arguzia di dieci saggi e coraggio come un maresciallo di campo cento Km dietro il fronte. "

Un infermiere aggiunge:

"Noi infermieri non temiamo i pazienti che imprecano e minacciano. Pericolosi non sono quelli che brontolano, ma i silenziosi."

3. Moosbrugger (M)

Personaggio del libro di Robert Musil *L'uomo senza qualità* (1931–1942), M rappresenta il tipo pressoché puro di paranoico "fragile" così come inquadrato nella parte clinica originale. Egli è infatti sostanzialmente un socialmente isolato, con deficit intellettivo, che stenta a gestirsi in una realtà complessa, mettendo in atto comportamenti aggressivi "reattivi", sostenuti dalla paura. Ha comunque degli sprazzi di "genialità".
Ecco alcuni spunti descrittivi contenuti nel libro di Musil:

"Falegname [. . .] 34enne con tutti i segni della bontà [. . .] Aveva ammazzato una donna, una prostituta in modo raccapricciante [. . .]
un uomo molto solo [...] non aveva amici [...] di tanto in tanto il più forte degli istinti rovesciava verso l'esterno la sua personalità [. . .] ma forse gli era mancata davvero l'educazione [. . .] o l'occasione per diventare qualcos'altro, un angelo sterminatore, un incendiario, un grande anarchico [. . .] "

Ed ecco, su questa base sorgere la grandiosità:

"Non negava i suoi misfatti, voleva fossero interpretati come incidenti sfortunati di una grande concezione della vita [. . .]
Evitava finché poteva, per non lasciarsi provocare, ma non sempre ci riusciva"

E una descrizione magistrale del difetto di ragionamento, nutrito da pensieri avviluppanti:

"soprattutto le femmine erano in lega contro di lui [. . .] un'impostora che fra sé si beffa dell'uomo mentre lo snerva e gli recita la commedia [. . .] Certi pensieri sono come corde, e si attorcigliano in avvolgimenti infiniti intorno alle braccia e alle gambe [. . .] capì che non se ne sarebbe liberato mai perché era lui stesso che se la tirava dietro"

Ed è spinto all'azione dalla paura, sostenuta anche da sensazioni somatiche:

"[. . .] la sua lingua [. . .] era come attaccata con la colla, gli dava un senso penoso d'incertezza [. . .] i dolori lo tormentavano [. . .] si trovava davanti a un confine netto e si potrebbe dire senza suono [. . .] e dopo un po' che questo durava M ebbe paura."

Interessantissimi sono gli aspetti approfonditi da Musil sui rapporti con gli operatori dell'informazione, gli operatori giuridici e sanitari con cui il paranoico si trova a confrontarsi:

"da simili atrocità i cronisti non sapevano come ritornare al viso bonario di M [. . .] E come rinunziare all'idea dell'omicida malvagio e a trasferire l'accaduto dal proprio mondo a quello della patologia [. . .] in questo concordavano con gli psichiatri che avevano costantemente oscillato nel dichiararlo ora sano ora irresponsabile [. . .]

Oggi l'essenziale accade nell'astratto, e l'irrilevante nella realtà [. . .]
a volte però l'abbelliva lui stesso con reminiscenze di prediche udite in chiesa [. . .]
e la costruiva con i dettami della simulazione che s'imparano in carcere[...]
Tutto il suo odio era per gli psichiatri che credevano di poter sbrigare il suo difficile caso con un paio di parole straniere [. . .] come sempre [. . .] le perizie sul suo stato mentale barcollavano sotto la pressione del soprastante mondo concettuale giuridico [. . .]
per dimostrare la sua superiorità sugli psichiatri e smascherarli [. . .] "

Capitolo 7

Quattro casi clinici

Questi casi, presi dalla casistica reale, verranno trattati in modo tale da renderli irriconoscibili, e non secondo le modalità tipiche della trattazione psichiatrica. Saranno volutamente aneddotici, proprio per evidenziarne le componenti specifiche d'interesse generale e gli aspetti dirompenti del disturbo.

1. Caso A

60enne ex muratore, da lungo tempo emigrato in una regione molto distante dalla sua terra natale. Pensionato, con la licenza elementare. Ha rotto tutti i rapporti con i familiari ed ex amici e conoscenti, in particolare con la moglie di cui non vuol sentire più parlare. I figli, un maschio e una femmina, molto saltuariamente, continuano in qualche modo ad avere qualche contatto. Vive in un appartamento di un grande condominio nella periferia urbana, passando quasi tutto il tempo in casa, utilizzando due computer ("uno in entrata ed uno in uscita"). Ne esce per recarsi al poligono di tiro, attività che lo ha interessato solo in età adulta, e dove sta esercitandosi in modo sistematico, tanto da essere diventato esperto tiratore. Già due famiglie nell'appartamento sopra il suo se ne sono andate, vendendo a prezzi stracciati. Lui era solito accusare i vicini (in particolare, i maschi) di non usargli rispetto, ad es. non mettendosi sempre le pantofole e usando lo scarico in bagno di notte appositamente per disturbarlo e schernirlo. Due donne del condominio erano state da lui seguite con pedinamenti, tanto da sporgere denuncia nei suoi confronti. Era convinto che si recassero in luoghi per tramare contro di lui e che fossero "puttane". In realtà ne era verosimilmente attratto. Da un certo periodo cominciò a fabbricare petardi in casa (si era interessato attivamente alla loro fabbricazione) e a tirarli in piena notte nella strada, tanto da destare le proteste anche di altri condomini nelle vicinanze, con la conseguente raccolta di oltre 40 firme contro di lui, e l'attivazione dell'interesse della Procura della Repubblica che lo segnalò al servizio pubblico competente e ne dispose una perizia per stabilirne lo stato di eventuale infermità mentale e di pericolosità sociale.

A dovette quindi, contro la propria volontà, essere preso in carico dal servizio pubblico.

Il fatto che colpì più di ogni altra cosa fu la sua superbia e sentimento di superiorità verso gli operatori. Non perdeva occasione per censurarli del loro comportamento, in particolare irrispettoso nei propri riguardi, come ritardare (anche di 5 minuti) le visite a domicilio o presso l'ambulatorio di zona. Con gli psichiatri in particolare si mostrava oppositivo e "superiore". Si vantava delle sue conoscenze di Seneca, esibendosi in citazioni, che avrebbero dimostrato l'inferiorità culturale dei suoi interlocutori, che in qualche modo intendeva do- minare. Il suo umore era comunque molto variabile: da momenti di vera e propria depressione, a irritabilità accentuata, a espansività con temi grandiosi sul suo ruolo nel mondo. A suo giudizio era portato a grandi acquisizioni, ma era "ostacolato" da persone nemiche.

Tra i nemici c'erano quasi tutti i suoi conoscenti. Il servizio stesso, e in particolare lo psichiatra era suo nemico giurato. Una volta, nell'antica- mera, espresse a una paziente in attesa di visita prima di lui, la quale ne restò turbata e lo riferì allo psichiatra, il desiderio di vendetta verso di lui e l'intenzione, prima o poi, di farlo fuori.

In modo incrollabile difese le sue ragioni: i suoi comportamenti, che gli avevano attirato contro svariate denunce, erano solo "reattivi" alle angherie a suo dire subite dai vari persecutori del condominio e loro complici.

Fu tentato un programma di frequentazione della biblioteca comunale per assecondarlo nelle sue rivendicazioni culturali. Sembrava che, insieme alla temporanea accettazione di una terapia farmacologica, qualcosa si fosse sbloccato in senso positivo, ma solo per poco.

Prese a frequentare di sua iniziativa un centro contro le malefatte degli psichiatri e lì "schiavizzò" un'altra paziente che lo frequentava, imponendole regole di vita rigidissime e ponendola in pratica ai suoi servizi di qualunque genere. Fu difficile toglierglierla dalle mani, mediante l'intervento della psichiatra curante di lei. La lettera inviata da quel Centro al Servizio è riportata di seguito.

La CTU disposta dalla Procura non sarebbe andata a buon fine in quanto egli aveva nascosto al perito nominato dal giudice i suoi effettivi curanti (aveva in realtà contattato un altro psichiatra pubblico e lo aveva convinto, blandendolo, che solo lui lo sapeva capire, e che non era "un cattivone" come gli altri). Solo per caso il perito del tribunale venne in contatto con lo psichiatra del servizio di competenza che lo allertò sulla reale consistenza clinica del caso e gli fornì la cartella clinica (che comprendeva anche due trattamenti sanitari obbligatori recenti).

Lo stesso psichiatra ricevette due telefonate da parte di un carabiniere e del medico di famiglia, tutte e due di questo tono: "Lasciate stare il Sig.A. Non lo torturate con le vostre pratiche. In realtà se la cava bene e sta benissimo."

Lettera di A

"Storie di TSO, ovvero come ridurre un essere umano a livello di straccio. Nel Paese di ASLOV in INCUSCENTIA

Una cosa è certa: la psichiatria non ha fatto alcun progresso: è rimasta, infatti, ancorata al medioevo della medicina. I legacci di contenzione di quell'epoca sono stati sostituiti da micidiali psicofarmaci che rendono abulici coloro che li subiscono, loro malgrado.

TSO vuol dire TRATTAMENTO SANITARIO OBBLIGATORIO ed è una specie di condanna a vita, poiché chi lo subisce resta col marchio indelebile che denuncia al mondo intero una sua presunta instabilità psichica; insomma, dice a tutti che è un individuo pressoché "matto", quindi diverso, ergo pericoloso.

Questi esseri sono, talvolta, incappati nei rigori di questa legge così iniqua, senza colpa e, soprattutto, senza essere ammalati: hanno semplicemente avuto delle normalissime incazzature SCOMODE che li hanno resi pericolosi per gli interessi di alcune persone che, per evitare perdite anche economiche, hanno chiamato la forza pubblica denunciando di aver subito gravi minacce. Questi rappresentanti della Legge si rivolgono "al medico dei pazzi" che, udita la narrazione dei fatti, senza dir molte parole infila un ago nel didietro del poveraccio e gli inietta una dose micidiale di psicofarmaci. Da quel momento quell'individuo diviene una specie di zombie, sempre ricavabile (". . . se non fai ciò che ti dico ti rimando dai matti"), privato della propria dignità, della propria volontà, del proprio orgoglio di ESSERE.

Eppure, almeno qualche volta, sarebbe stato sufficiente chiacchierare, oppure una o più sedute guidate da uno psicologo serio e capace di capire. . . Scherziamo? Sai quanto costerebbe! Meglio una dose massiccia di psicofarmaci!

Ecco, questa è una storia di poveracci e di padreterni laureati che deci- dono del destino altrui senza remore di sorta. La Società accetta, tollera, fa finta di non vedere, di non sentire e così non parla. Insomma, questa Società gioca "alle tre scimmiette".

Tutto ciò ci fa ritornare in mente Paesi come quelli di Rossia, di Kile, o anche di antica Teutonia, dove i dissidenti venivano, per Legge, definiti pazzi e, come tali, venivano istupiditi chimicamente e mandati a lavorare, come volontari, nei luoghi più impervi di quegli IMPERI. E mentre i dispensatori delle sostanze chimiche si riempivano di onori e prebende, gli Utenti di quel trattamento, ridotti al rango di ignari ILOTI, venivano colpiti anche dall'ostracismo del resto della società. È utile ricordare che in alcuni casi la chimica può essere temporaneamente utile; ma qual è la discriminante? Ed ai poveracci che hanno subito da innocenti il trattamento chi gli ridà la perduta dignità ed il rispetto degli altri? MEDITATE, GENTE, MEDITATE!

Domani potrebbe toccare anche a voi, con gran gaudio dei bucasederi. È una bella storia, Vero? Cerchiamo di non riviverla eternamente. "

2. Caso B

Medico enne responsabile di un servizio di salute mentale di formazione psicodinamica alquanto collaterale. Già licenziato presso ASL di altra regione per le sue discutibilissime modalità, le sue assenze e la sua impenetrabilità a qualunque direttiva aziendale e critica, poi riassunto con risarcimento danni, vista la sua tenacissima difesa del proprio operato. Assunto come predestinato per meriti politici (bravissimo nel fare discorsi lunghissimi e all'apparenza complicati, con dettagliatissime pseudo–conoscenze della materia sanitaria e oltre) in altra ASL. Riuscì immediatamente ad esercitare forme di controllo sul proprio personale tramite pedinamenti per verificarne l'effettiva attività lavorativa. Tutto passava tramite riunioni in cui lui decideva in pratica su tutto, lasciando agli altri solo la possibilità di approvarlo, anche nelle decisioni più discutibili e "vendicandosi" in termini di controlli burocratici dei riottosi (che ben presto sparirono in un modo o nell'altro). Una pseudo–dialettica lasciava in realtà ben poco spazio a qualunque contributo sulla comprensione dei casi: lui solo sapeva cosa c'era da fare ed accentrava tutto su di sé. In realtà l'efficienza era scarsissima e i pazienti erano di fatto abbandonati a loro stessi, così come i controlli sul personale servivano solo ad inasprire gli animi e a scoraggiare dal prendere iniziative. La paura regnava. Costui è riuscito anche a non fare utilizzare una struttura riabilitativa posta nel territorio di sua competenza ad altri, avendo come ospite un solo

paziente a cui corrispondeva uno spiegamento di personale enorme: infermieri, educatori, psicologi... con un invio a ripetizione di lettere alla Direzione in cui, con argomentazioni di fatto evanescenti che dettavano regole rigidissime circa le caratteristiche che dovessero avere i pazienti da inserire, ma ripiene di citazioni di articoli di legge e regola- menti, tanto da "intimidire" possibili opponenti. Inoltre, in occasione dei lavori di ristrutturazione del reparto dove venivano ricoverati i pazienti di quel territorio, avendo ricevuto il beneplacito a ricoverare presso un altro servizio, con grande senso di responsabilità e di solidarietà da parte di colleghi che non sarebbero stati obbligati a farlo, si rifiutò strenuamente con pseudo–argomentazioni risibili (v. lettera allegata) di ricambiare la solidarietà ricevuta, inviando, come gli era stato modestamente richiesto, un proprio medico simbolicamente a coprire un solo turno di guardia settimanale nel nuovo presidio. Dette tutta la colpa alla riunione dei suoi medici (che solo lui controllava e dirigeva minuziosamente). Da notare che i medici del suo servizio, che non erano certo pochi, si trovavano ora del tutto liberi dal gestire la quantità di ore ospedaliere che fino ad allora avevano coperto. Che ne era del tempo libero così acquisito? Solo Lui poteva indirizzarlo e gestirlo, non certo in maniera utile alla comunità ma per accrescere il proprio potere e culto della personalità.

Lettera di B

"Egr. Colleghi
Sono rimasto estremamente stupito dalla vostra richiesta che uno dei nostri medici partecipi alle guardie presso il vostro servizio ospedaliero. Tale richiesta è stata decisamente respinta nel corso della riunione degli operatori del nostro gruppo all'unanimità.
In base alla normativa vigente, infatti, il nostro servizio di salute mentale non è in grado di privarsi delle risorse ritenute indispensabili per i livelli essenziali di assistenza (LEA) sul territorio di competenza, che presenta complessità sia per quanto riguarda l'estensione che per quanto riguarda le caratteristiche geografiche, come si può evincere dalle peculiarità attribuite dal Piano Sanitario Regionale. L'organico a noi attribuito, infatti, nonostante le ripetute richieste di adeguamento, è nettamente al di sotto dei livelli assistenziali previsti e doverosamente fruibili dall'utenza potenziale ed effettiva a cui si deve rivolgere per necessità terapeutico–assistenziali e financo riabilitative. Ciò in base a parametri locali e nazionali, come prescritto dalle leggi vigenti, ed a parametri sovranazionali, come ben espresso in materia psichiatrica dall'OMS in sede di definizione dei compiti e del rapporto

utenti–personale addetto, tutto ciò, si badi bene, in relazione alla definizione di livelli minimali e non certo ottimali di assistenza istituzionale.

Mi chiedo se i colleghi che hanno proceduto a tale richiesta abbiano seriamente riflettuto sulle possibili, devastanti conseguenze che potrebbero derivare da un ulteriore abbassamento della soglia assistenziale per i compiti istituzionalmente assegnati al nostro servizio dagli Enti preposti e per il patto deontologico a cui ciascuno di noi professionisti è moralmente tenuto, nella tradizione ippocratica e nelle accezioni moderne di politica sanitaria derivata dall'innovazione basagliana centrata sul rispetto della persona psichicamente disturbata come cittadino avente diritti e contrattualità non dissimile da quella di tutti i soggetti umanamente dotati di diritti "naturali" e di capacità giuridica e sociale. Ciò implica evidentemente un rispetto per la persona da evidenziare soprattutto nel non discriminarlo ed etichettarlo, anche sul piano di una diminuita attenzione alle sue richieste assistenziali e di frequenza delle prestazioni che possano condurre verso un percorso di reinserimento e risocializzazione necessaria ad una sua piena partecipazione alla vita sociale, nel senso non di un vulnus derivante da carenza di giusta considerazione della sua condizione specifica, ma di un'attenzione alla qualità della vita, nella direzione indicata dall'OMS stessa, la quale definisce la salute non come assenza di malattia, ma come un diritto al benessere e alla fruizione di tutto ciò che può permetterlo in modo non limitativo. "

3. Caso C

Avvocato penalista 45enne molto conosciuto nell'ambiente e di successo. Precedente ricovero in gioventù per depressione e considera- to "strano" dai familiari. Personalità "tempestosa", con vita affettiva molto variegata: divorzi, relazioni burrascose. . . Anche sul lavoro, mostrando indubbia intelligenza e capacità professionale, da un certo periodo comincia ad avvertire strani legami tra fatti delittuosi di cui si occupa nell'attività quotidiana, con crimini assurti a livello di cronaca nazionale, per un complotto generale che include servizi segreti, CIA e quant'altro. La verosimiglianza di quanto sostenuto con grande veemenza e tenacia appare molto inconsistente, dall'esterno. Parla anche di registrazioni e violenze sessuali che si svolgerebbero, a danno della sua compagna, non appena lascia l'appartamento e "testimoniate" a suo dire da registrazioni, nelle quali non si apprezzano che modesti rumori di fondo riferibili a disturbi audio. Comincia ad interessare in modo massiccio Procure ed Ordini degli Avvocati, inserendo nel

complotto anche colleghi, finché viene disposta a suo carico una CTU per verificare il suo stato mentale. Viene ritenuto affetto da "disturbo di personalità" multiplo (ahi noi cosa permette il DSM, ed anche verosimilmente il timore degli psichiatri di sembrare troppo diretti con lui, che analizza nei più minuti dettagli quanto scritto su di sé!). Nel contempo subisce anche un trattamento sanitario obbligatorio, che contesta ferocemente. Si rivolge, non essendo affatto contento del suo consulente di parte che accusa di aver partecipato al complotto contro di sé, a uno specialista suggeritogli da "amici". Si scaglia anche contro di lui quando, sottoponendo il testo scritto a sua difesa alle più minute critiche, vi ravvisa scorrettezze e tentativi di discredito nei suoi con- fronti, avendo notato l'elevazione di scale al test psicodiagnostico quali quella dell'isteria e ossessioni–compulsioni, come frequentemente si riscontra usando quel test specifico per valutazioni giuridiche. Fa intervenire il proprio avvocato e, con una serie di telefonate di vario contenuto, pretende l'eliminazione del materiale raccolto minacciando in caso contrario ritorsioni. Pretende una relazione in pratica scritta da lui stesso che ne esalti la personalità e neghi qualunque elemento di natura psichiatrica che lo sfiori.

Nel frattempo assurge a "opinion leader" allestendo siti e organizzazioni per i diritti dei cittadini su Internet, in cui mobilita un vero esercito di seguaci che ne commentano il verbo e si scagliano contro chi lo vorrebbe limitare. È invitato a conferenze e convegni un po' dappertutto, dove attacca in particolare la casta degli psichiatri, suoi acerrimi nemici, oltre ad estendere sempre più i confini del complotto globale contro la società intera. Le sue conferenze, in cui si apprezza solo la convinzione profonda con cui crede ai propri argomenti fantasiosi, sono lunghissime (non sa rispettare i tempi, pensando di potersi espandere a piacimento) e noiose. Gli argomenti, anche nei numerosi documenti prodotti sono in realtà poverissimi di argomentazioni con- divisibili da chiunque e carenti di logica comune. Anche il "mestiere" in cui aveva eccelso sembra essersi appannato, lasciando spazio a una forma pseudo–giuridica sganciata in effetti dai contenuti espressi.

4. Caso D

Donna di 47 anni, con 2 sorelle e un fratello. Ha condotto una "vita normale" fino al liceo, anche se caratterizzata da povertà di vita di relazione. Presentava vissuti di svalutazione rivolta contro se stessa e gli altri, esclusione, paura degli altri. Episodi pregressi di depressione, senza ricorso a specialisti, e disturbi psicogeni dell'alimentazione (anoressia, bulimia). Tendeva nelle sue fantasie ad operare una divisione del mondo tra perseguitati e persecutori. Detentrice di porto d'armi, frequentatrice di poligono di tiro.

Alla fine del 2003 compì un omicidio efferato "insensato", uccidendo la moglie (mai conosciuta) d'un farmacista ex compagno di studi universitari (perso di vista da anni e "ritrovato" attraverso Internet) tramite lesioni plurime da arma da taglio.

Conclusioni del superperito nominato dal Giudice

"Certamente D è una donna mentalmente disturbata ma. . . il suo complesso disturbo di personalità documentato dalla sua storia clinica e dalle risultanze della nostra indagine psicodiagnostica, alla luce delle modalità che hanno preceduto, accompagnato e seguito il suo delitto, non si è manifestato in maniera qualitativamente o quantitativamente sufficiente per conferire valore di malattia al reato da lei commesso."

Questa ridicola sottovalutazione della psicopatologia nel paranoico ci riporta alle grandi intuizioni di Dostoevskij (*I fratelli Karamazov*, 1880) sul contributo dei medici (e degli psicologi?) per la valutazione del giudice.

"L'intervento dei medici risultò alquanto ridicolo per le divergenze di opinioni fra di loro.
Non si trovano più i dottori di un tempo che ti curavano da tutte le malattie, adesso ci sono soltanto gli specialisti che si fanno pubblicità a tutto spiano sui giornali"

Ora si direbbe in TV.

"Che cos'è "l'alterazione?" si domanda ironicamente Dostoevskij:

"Alterazione in senso giuridico, per la quale ti perdonano tutto. Qualunque cosa abbiate fatto."

PRECEDENTI COMPORTAMENTALI DI D

- Denuncia da un medico (9 anni prima del fatto) che le aveva praticato piccolo intervento, per danneggiamento della porta di casa
- Denuncia del superiore sul lavoro (5 anni prima del fatto) per sottrazione di fascicoli d'ufficio, telefonate moleste, incendio della propria abitazione
- Lamentele di 2 compagni di lavoro (uomo e donna) per numerose telefonate moleste offensive

VISSUTI DI D

"Me la sono presa con lui [il chirurgo] anche se non c'entrava niente, io ce l'avevo con tutti, ma il medico era l'unico con cui avevo avuto dei contatti"

"Dopo quella denuncia mi tolsero il porto d'armi, allora mi comprai un coltello che mi portavo sempre dietro perché mi dava un senso di sicurezza e mi faceva sentire più forte"

"Sprofondai in una crisi depressiva profonda... vedevo tutto nero, mi vedevo dalla parte dei perdenti, mentre gli altri li vedevo vincenti e felici. Io la sentivo come una cosa ingiusta…"

"All'Università conobbi… mi ricordo che era un ragazzo gentile, è stato l'unico a trattarmi per bene, forse aveva anche una simpatia per me. Una volta mi chiese se si studiava insieme…"

"Poi rividi … io sapevo che faceva il… perché l'anno prima avevo fatto un concorso ed ero andata sul sito Internet dell' Università… girando per il sito vidi che si potevano vedere le tesi dei laureati…dei miei compagni.. tramite Internet vidi che aveva…"

"Così un giorno andai nella strada dove c'era il suo… e lo vidi. Quando l'ho visto mi è presa come una fissazione, mi è tornato in mente il passato, ho cominciato a fantasticare che lui aveva una vita felice, apparteneva alla classe dei fortunati e vincitori…"

"Ho focalizzato la mia pochezza, mi sono sentita sempre più sconfitta… lo stato d'animo di rancore .. Le fantasie negative si sono concentrate su.. e sua moglie.. Lei .. sta dalla parte dei vincenti… loro avevano avuto quella vita gioiosa da cui ero stata esclusa.. Accumulata rabbia, aggressività, invidia…"

"Quella mattina.. avevo dentro di me le mie fantasie aggressive, avevo tutto un atteggiamento.. che mi serviva a ripararmi dai sentimenti negativi… non sapevo cosa avrei fatto… quando mi ha aperto la porta… appena l'ho vista mi è esploso tutto.. Poi mi ricordo solo il sangue, il dolore alle mani per le ferite"

Continua Dostoevskij:

"Può capitare che a un uomo nient'affatto pazzo, tutto a un tratto, gli venga un'alterazione. Egli può essere cosciente e sapere quello che sta facendo, eppure trovarsi in uno stato di alterazione.
Hanno scoperto l'alterazione quando hanno istituito i nuovi tribunali. È tutto un effetto positivo dei nuovi tribunali."

"Lui ha ucciso senza rendersene conto: anzi. . . rendendosi conto di tutto, ma senza sapere cosa stesse facendo. Che lo assolvano: sarebbe un atto così umano e dimostrerebbe che bella istituzione sono i nuovi tribunali. Potrebbe fare il giudice di pace ...perché coloro che hanno subito una disgrazia sanno giudicare meglio.

E poi chi è che non soffre di alterazioni in questi giorni: voi, io, siamo tutti in balia dell'alterazione. "

La Sig.ra D era stata sottoposta a terapie, e con risultati non disprezzabili, salvo poi abbandonarla a se stessa:

— D:«prendevo dei farmaci...poi stetti meglio e non ci andai più» — D: «Dopo che ero stata meglio e mi ero curata[. . .] in ottobre questo stato d'animo di rabbia e depressione si è ripresentato» — Psichiatra curante: «Già dal primo incontro [. . .] era paranoica [. . .] Cupa, aggressiva, introversa. Prescrissi degli antipsicotici che produssero, nei due successivi incontri, qualche miglioramento».

Capitolo 8

Problemi giuridici: valutazione dell'empatia

Si tratta di dare giudizi giuridici e funzionali, laici, non etici o metafisici o di valore. Il giudizio avrà un carattere operativo—ossia, si sostanzierà nella descrizione dell'applicazione e dei risultati di una procedura interdisciplinare (organica e psicodiagnostica) e non nell'espressione di un giudizio morale sulla persona. L'ipotesi del libero arbitrio, della libertà di autodeterminazione, viene messa tra parentesi.

L'empatia va vista non come una virtù morale, o un qualcosa che il soggetto sia tenuto a possedere e ad usare, ma come tratto comporta- mentale da valutarsi in associazione a riscontri di carattere organico e psicometristico sia ai fini di un aggiustamento (intervento pedagogico mirato), che ai fini della valutazione della pericolosità.

Gerarchie e conflitti di beni giuridici. La carta costituzionale riconosce molti beni giuridici, ossia valori che lo Stato deve tutelare: la vita, la salute, la libertà, la sicurezza, la dignità, etc.

Sovente ricorrono conflitti di beni giuridici: la tutela della salute e quella della libertà, ad es., vedono prevalere la prima fino a che non vi siano i presupposti per un tso; la tutela della proprietà e quella dell'economia nazionale vedono prevalere la prima finché non si producano i presupposti per l'esproprio.

Nel nostro caso, si prefigura un conflitto tra il bene giuridico della riservatezza individuale e la incoercibilità degli accertamenti e dei trattamenti terapeutici da una parte; e, dall'altra, i beni giuridici minacciati da comportamenti antisociali possibili e futuri.

Il cittadino è libero di essere e restare privo di empatia e non può essere discriminato (privato di opportunità, costretto a trattamenti) per il semplice fatto di risultare privo di essa. Non esiste, infatti, un modello etico o psicologico dell'uomo, che sia canonizzato nella Costituzione. Questa non prescrive come l'uomo debba essere.

Capitolo 9

La paranoia condivisa

Comprende forme limitate (follia a due) e forme di coinvolgimento sociale (follia multipla): paranoia delle sette religiose e paranoia di massa (dittatori "folli" che coinvolgono intere popolazioni nei loro deliri).

Una sintesi da *Neuroschiavi* scritto con Marco Della Luna sembra adatta alla trattazione:

"La paranoia allargata si estende alle forme di persuasione occulta, plagio, lavaggio del cervello, manipolazioni delle menti operate da sette, etc. (in- quadrabili come forma di paranoia indotta, di follia multipla). In questi casi si considerano: 1) un induttore di psicosi (il paranoico, il fanatico, il leader della setta) e 2) il soggetto recettivo nel fare proprio il sistema delirante, caratterizzato per lo più da personalità debole e suggestionabilità [. . .]

Le conseguenze di tutto questo non sono semplice materia di conversazioni da salotto, e riguardano invece da vicino tutti noi. Il quesito pratico è: i paranoici sono dei folli, talvolta pericolosi, che occorre cercare di curare, oppure persone normali ma moleste, irritabili e cattive, capaci di intendere e di volere, da cui difendersi, all'occorrenza, attraverso la forza pubblica e il sistema giudiziario?

Sono da mettere a fuoco gli aspetti sanitari, in particolare relativi alla gestione da parte dei servizi pubblici e forensi. Il miglior trattamento possibile da attuare deve tener conto necessariamente delle innumerevoli difficoltà che questi soggetti pongono (si ritengono sani, incompresi e perseguita- ti, vengono inviati solo da terzi: assistenti sociali, forza pubblica, autorità giudiziaria, non avendo essi coscienza del loro disturbo; non accettano facilmente il trattamento e tendono a manipolare gli operatori e gli estranei, riuscendo a essere particolarmente convincenti sulle loro buone ragioni grazie alle loro capacità dialettiche ipertrofiche, basate sull'utilizzo di cavilli e di argomentazioni speciose evocative.

E di fronte ai convincimenti religiosi quale posizione si deve assumere? I convincimenti religiosi, i dogmi, i vissuti a essi connessi, hanno come oggetto o presupposto asserite realtà (dei, diavoli, paradisi, inferni, anime, santi, angeli, metempsicosi etc.) credute essere esistenti esternamente e indipendentemente rispetto al pensiero del credente—realtà non sensibili, non percepite, non riscontrabili, non verificabili, ma che, non di meno, sono credute, e credute con tale forza, pur contro l'evidenza della loro erroneità o indimostrabilità, da condizionare talora anche in grado estremo la vita del credente, fino a spingerlo a sacrificarsi e a uccidere. Pertanto, i convincimenti e i ragionamenti religiosi sono, per loro propria natura, corrispondenti al concetto psicopatologico di delirio paranoideo.

Essi non consentono tuttavia di diagnosticare come paranoici i loro portatori, in quanto questi abbiano un pensiero e un comportamento per il resto logici e coerenti e in quanto siano adatti al loro ambiente. Paradossalmente, la partecipazione a sistemi e convincimenti oggettivamente deliranti può essere uno strumento o una condizione di integrazione sociale, in quanto tali sistemi siano fortemente condivisi dal gruppo di appartenenza del soggetto; essa, allora, può pure essere un mezzo per assicurare la coesione intrapsichica del soggetto. .

Ancora paradossalmente, quindi, si può pensare all'inserimento di soggetti disturbati in una comunità o discepolanza credente—in una setta— come mezzo terapeutico, sebbene non risolutivo ma in chiave transizionale o di riduzione del danno, per ottenere una compensazione del soggetto scompensato, una riduzione dei sintomi, un graduale inserimento sociale e lavorativo.

La paranoia, come disturbo del pensiero e distorsione dell'esame di realtà. . . diviene difficile da riconoscere e diagnosticare, distinguendola da una variabile culturale o caratteriale rientrante nella normalità, per diversi fattori. Tra questi ne citiamo alcuni:

— l'integrazione del soggetto in un gruppo condividente una fede oggettivamente delirante (irragionevole e in conflitto con la realtà), ma che, al di fuori dell'ambito di questa fede, pensa, sente, agisce in modo congruo e coerente;

— il carattere specialistico dei temi oggetto dei ragionamenti in osservazione: lo psichiatra o lo psicologo sono spesso in difficoltà dinanzi a sospetti di delirio entro ragionamenti di ambiti culturali a loro non familiari, come la fisica o la paleontologia, soprattutto quando i soggetti in osservazione li portano avanti con buona coerenza linguistica e concatenazione logica;

— in generale la circostanza che l'uomo contemporaneo, postmoderno, "conosce" molti aspetti (sociali, economici, scientifici, politici) del suo complesso e contraddittorio mondo non attraverso la semplice, diretta percezione "oggettiva", ma mediante modelli e costumi culturali assai meno obiettivi e univoci, e sovente relativi e tra loro assai divergenti (anche senza arrivare alla teoria della incommensurabilità delle teorie scientifiche affermata da Paul Feyerabend.

In presenza di tali situazioni è arduo o impossibile accettare una scolla- tura intrinseca del pensiero dalla "realtà". Bisognerà andare alla ricerca di criteri esterni alla coerenza intrinseca del ragionamento o all'esame di realtà.

Per esempio, si potrà verificare la rigidità del pensiero e degli affetti, la capaci- tà di comprendere ed elaborare critiche e ironia, di assumere atteggiamenti critici e autoironici, di ricevere ed elaborare il nuovo e l'imprevisto. "

2. Caso di follia a due

Una coppia costituita da una signora sui 60 anni (inducente) e il marito pressoché coetaneo (indotto) vivevano in un luogo di campagna dove era stato edificato un complesso residenziale di grandi dimensioni. Le convinzioni della signora erano granitiche e rivolte contro un gran numero di vicini, a lei più prossimi, che a suo dire non avrebbero rispettato la sua proprietà, approfittando dei suoi allacciamenti e tubature. Giungeva spesso a uno stato di tale sovreccitazione da mettersi sul balcone e insultare uno ad uno coloro che le capitavano a tiro, esponendo tutte le loro supposte malefatte nei suoi confronti. Una causa intentata contro i vicini era stata archiviata perché basata su motivi inconsistenti. Controlli ripetuti della Polizia Municipale, che lei sollecitava attraverso la convinta partecipazione del marito, avevano portato solo a una multa nei loro confronti, perché in realtà erano loro gli unici ad aver operato irregolarità edilizie. Nell'occasione di una di queste ispezioni si rivolse all'architetta del Comune (mai vista prima) accusandola di volersela intendere con suo marito.

Controlli richiesti presso il servizio pubblico portavano a risultati molto scarsi: la signora e il marito sostenevano le loro argomentazioni con grande veemenza, tendevano a sottrarsi ai controlli ritenendoli infamanti e parte del complotto ai loro danni. Un ricovero della donna in trattamento sanitario obbligatorio produsse risultati solo di breve durata. Tutto ricominciò come prima.

I vicini erano esasperati. Qualcuno rivendette la proprietà pur di allontanarsi dal tormento continuativo. La figlia della coppia, col marito e la bambina andarono ad abitare altrove per non ritrovarsi coinvolti.

Dopo alcuni anni di "impasse" il marito morì per problemi cardiaci, certamente in relazione allo stato di continua tensione prodotto dal conflitto che si estendeva e si intensificava sempre più.

3. Caso "Manson"

Il paranoico "leader carismatico", in virtù delle sue ammalianti prerogative narcisistiche, può arrivare a sostituire totalmente ogni base etica (il Super–Io, se volete, o la coscienza morale) e ogni esame di realtà, si- no a poter spingere i suoi discepoli a commettere atti non solo ridicoli, ma pure sommamente riprovevoli per l'etica della società generale. Paradigmatico è il caso di Charles Manson (i cui devoti, freddamente e serenamente, senza manifesti conflitti interni, raccontavano come avevano macellato nel 1969 Sharon Tate e il bambino che ella aspettava, nonché gli altri malcapitati) che aveva indotto i suoi adepti a credere nelle dottrine più assurde, ridicole e strampalate, comportandosi co- me se esse fossero corrispondenti alla realtà e rinnegando la propria capacità razionale (credo quia absurdum est).

Coloro che entrano in una simile comunità sono prevalentemente, com'è noto, giovani nella ventina o poco sotto—persone in via di maturazione, con difficoltà di adattamento alla realtà, alle sue incertezze, insicurezze, bruttezze, ingiustizie, solitudini.

Il leader carismatico offre rimedio a tutto questo, ma solitamente aggrava il contrasto con la realtà circostante, onde il neofita aumenta la sua rottura col mondo e la sua dipendenza dal gruppo e dal leader; e il gruppo, nel suo complesso, tende ad aumentare la propria contrapposizione al mondo esterno, la propria coesione interna, quindi la propria deriva paranoica.

Parallelamente, le personalità aggregate tendono a meglio adattarsi tra loro e al gruppo limando o rimuovendo le differenze individuali di gusti, opinioni, aspirazioni; e incrementando i fattori uniformanti, anche quelli esteriori (abbigliamento, linguaggio, idiomatismi, gergo). L'adattamento va dai livelli inferiori verso quelli superiori, e, ultima- mente, verso il leader (ossia, chi è sotto nella gerarchia tende ad assumere tratti di chi sta sopra).

4. Paranoia e Internet

Un necessario "aggiornamento" sul tema della paranoia è costituito dal fenomeno Internet, che modernamente arriva a plasmare profondamente le modalità di canalizzazione del pensiero paranoico e a condizionarne gli sviluppi in senso societario. La potenza del mezzo è sotto gli occhi di tutti, e la capacità di penetrazione imponente. Si può considerare una modalità di induzione di elevata potenza della "paranoia condivisa".
Sta di fatto che un numero impressionante di siti di vario interesse (ufologici e affini, ecologisti, nutrizionisti "alternativi", medici "alter- nativi", pseudo–politici, pseudo–scientifici di vari orientamenti, etc.) sono impregnati di pensiero paranoicale, in cui vengono proclamate verità assolute (non confutabili) sui più svariati argomenti, portate avanti con grande convinzione da personaggi carismatici che di fatto riescono a fare molti proseliti, più di quanto mai l'Umanità avrebbe potuto conoscere fino al recente passato.

In giro per il mondo ci sono soggetti che "canalizzano" (telepatica- mente) messaggi di vario contenuto (perlopiù profetico) di comandanti di flotte galattiche o entità sovrumane, rilanciano le canalizzazioni attraverso i loro siti web e con regolari bollettini che vanno a decine di migliaia di seguaci in tutto il mondo, iscritti nelle *mailing lists*. Esistono persino siti che curano la traduzione e il rilancio dei bollettini nelle varie aree linguistiche. Rapidamente si formano così, per un *effetto booster* del web, numerose aggregazioni virtuali e anche non solo virtuali, costituenti *cults* (nel senso sociologico), ciascuno con le sue esperienze di condivisione di "verità" e di "illuminazioni", e con le relative pratiche soteriologiche.

Credo che questo possa diventare un interessante campo di indagine per la psicologia, la sociologia, la psichiatria, anche in considerazione della capacità di questi *cults* di soddisfare profondi bisogni umani, cui le religioni per molti non rispondono più: il senso della vita, la prevedibilità del futuro, i mezzi per salvarsi, criteri di giudizio etico categorici e non relativistici. . .

Contengono, come sostiene Marco Della Luna, «nuclei di verità, nuclei di probabilità e nuclei di assurdità». La miscela di questi tre ingredienti potrebbe portare ad individuare "profili" per i singoli siti di paranoicità a seconda del tasso rilevato per ognuna delle categorie in questione, secondo, ad es. quanto proposto, in modo semplificato dalla seguente Tabella, che indicherebbe un'elevata intensità paranoicale:

Ovviamente questa è solo una proposta, da cui potrebbe però scaturire qualche protocollo sperimentale che possa porsi in maniera nuova e "quantitativa" rispetto a un fenomeno trattato finora aneddoticamente (e profondamente sottovalutato).

Categorie	Percentuali
nuclei di verità	10%
nuclei di probabilità	30%
nuclei di assurdità	60%

Gli adepti dei siti (gli indotti) hanno molte occasioni per "confrontarsi" tra loro, per darsi rinforzi positivi, per mettere in piedi iniziative le più svariate, spesso contro la scienza ufficiale e coloro che vengono considerati suoi operatori corrotti.

Vi è quindi un terzo piano, una terza dimensione, oltre al pensato e all'agito: l'agito virtuale.

Sono utili o dannosi? La risposta è duplice. Possono essere entrambe le cose: utili, in quanto canalizzano energie che rimangono impegnate in modo innocuo all'interno delle teorizzazioni del sito; dannosi quando e se la scintilla che può accendersi travalica l'ambiente dove si è formata e contagia l'ambiente esterno (v. azioni ambientali anche aggressive e violente). Come un condensatore elettrico che trattiene la carica, ma fino ad un certo punto, dopo il quale si forma la scintilla che può avere effetto dirompente.

Nella mia personale esperienza professionale, ho riscontrato alme- no un caso di disturbo paranoicale, ben più grave di quelli descritti da Doidge (perdita di attrazione per il partner abituale, impotenza sessuale), il cui esordio è verosimilmente legato alla scoperta di siti porno in Internet. Si trattava di un funzionario di buon livello, sposato, senza alcun precedente di interessi omosessuali, di mezz'età, che, ad un certo momento, ha cominciato a sviluppare convinzioni deliranti persecutorie. Desumeva da gesti e mimica delle persone intorno a lui che gli volessero inviare messaggi del tipo: "Perché non reagisci al fat- to che si dice in giro che sei un omosessuale?" Il tormento logorante che ne derivava, estendendosi ed incrementandosi la sensazione di accerchiamento sul piano di un complotto vissuto sul piano dell'ingiusto discredito alla sua persona, l'avevano spinto per la prima volta in vita sua a rivolgersi a uno specialista per aiuto. Dopo un primo approccio in cui niente era venuto fuori, rivelò questa abitudine che aveva acquisito di frequentare siti porno. Presumibilmente, sulla falsariga di Doidge (2007), si erano attivate, nella vastità delle offerte proposte dai vari video, delle curiosità prima solo giacenti in un angolo remoto della sua psiche, per pratiche omosessuali, che lo avevano turbato. Il rinforzo dovuto alla ripetizione e al *craving* prodotto dalla dipendenza, avevano portato il tutto a livello molto più intenso, fino a incrinare la stabilità del suo sistema psichico.

Citando sempre Doidge:

"Internet rivela semplicemente stranezze e bizzarrie, o aiuta a crearle? Penso che crei nuove fantasie da aspetti della sessualità che sono stati al di fuo- ri della consapevolezza conscia del navigatore, mettendo questi elementi insieme per formare nuovi reti.. queste fantasie afferrano la mente per le componenti individuali insite. . . Il porno spinto smaschera alcune delle reti neurali formate precocemente nei periodi critici dello sviluppo sessuale, e porta insieme tutti questi elementi precoci, dimenticati o repressi, per formare una nuova rete, in cui tutte le caratteristiche sono materializzate insieme. . . "

Tutto ciò può ben essere esteso a fantasie di altra natura, che sarebbero rimaste nascoste nel sottofondo psichico, e innocue, se certi siti in cui per caso, magari, una persona, si è imbattuto, non le avessero attivate.

Capitolo 10

Impostazioni moderne

Come precedentemente affermato la caratteristica essenziale nella paranoia non è la presenza di delirio, bensì un' "alterazione del ragio- namento", del modo di ragionare, che certamente, nelle forme più consistenti può arrivare al delirio (dal latino *de lirio* = fuori dal solco).

Da notare che le concezioni classiche della paranoia partivano proprio da quest'ultimo, essendo il delirio di persecuzione considerato una forma di delirio lucido sistematizzato, ovverosia manifestantesi in stato di coscienza normale, con caratteristiche di organizzazione, articolazione.

Qual è l'"alterazione del ragionamento", già evidenziata da Lacan, alla base della paranoia?

Propongo di seguire tre teorie moderne.

1. La teoria del neuropsicologo Chris Frith

Secondo Frith (1992, 2007), che ha condotto ricerche specifiche sull'argomento, ciò che porta in ultima analisi alla formazione di un delirio può essere ricercata in:

1) una compromissione dei processi logici di deduzione e di inferenza (scarsamente confermata da dati empirici);

2) anomalie percettive, ovverosia quando il soggetto applica la logica normale a un'esperienza o una percezione distorta (ma anche questa situazione non si applica bene nel caso della paranoia);

3) uso anomalo di informazioni derivanti da percezioni ed espe- rienze normali.

Questo sarebbe il caso in questione: «sostanzialmente, ciò significa che alcune informazioni vengono ignorate, mentre altre vengono enfatizzate in modo eccessivo».

Brennan e Hemsley (1984) riportano le alterazioni del pensiero paranoideo agli stessi meccanismi che sottendono le associazioni distorte nelle persone normali. Le persone spesso credono in relazioni inesistenti tra gli eventi, perché non danno sufficiente valore agli esempi contrari. In altre parole, una volta che è stata formulata l'ipotesi (in risposta a coincidenze casuali) questa ipotesi viene mantenuta nonostante l'evidenza opposta. Frith cita Sterne (1760) secondo cui:

La natura dell'ipotesi, una volta concepita dall'uomo, è quella di assimilare tutto ad essa, come proprio nutrimento; e dal primo momento in cui viene generata, di solito cresce e diventa più forte attraverso tutto ciò che viene visto, udito, letto o capito. Questo fenomeno è molto "frequente".

In parte potrebbe quindi trattarsi di una forma esagerata di questa naturale tendenza. Gli stessi Brennan e Hemsley prima citati (1984) hanno trovato che pazienti paranoici percepivano associazioni illuso- rie tra coppie di parole che solo casualmente erano apparse insieme in particolare quando queste parole erano associate ai loro deliri. Hemsley e Garety (1986) hanno ipotizzato che alcuni deliri derivino da deficit nella capacità di valutare nuove prove e adottare le convinzioni conseguenti. I paranoici avrebbero quindi compromessa la capacità di produrre giudizi fondati sulla probabilità. Ciò è stato confermato anche da altri studi, nel senso che i pazienti che presentano queste caratteristiche sono eccessivamente sicuri delle conclusioni tratte da informazioni limitate.

La cosa interessante è che le alterazioni del pensiero presenti in questi soggetti sembrano riguardare unicamente la collocazione del paziente nell'universo sociale. Il ragionamento errato quindi consisterebbe soltanto nel comprendere le interazioni umane, avendo questi pazienti difficoltà nel ragionamento sociale.

A questo punto occorre ribadire che il cervello umano è uno strumento creato per l'adattamento all'ambiente e funziona in modo ben diverso da un computer, così come adesso conosciuto. La precisione del calcolo non è uno dei suoi obiettivi principali, ma il saper gestirsi in una società di simili, sì, riuscendo a discriminare quando

sia il momento dell'avvicinamento (possibile ricompensa) e quello dell'allontanamento (rischio, punizione). In altre parole, la corretta applicazione della logica non è una caratteristica comune del pensiero umano. La maggior parte dei problemi viene risolta sulla base della conoscenza tratta dall'esperienza più che dal ragionamento. Questi pazienti tenterebbero di applicare la logica in circostanze in cui le persone normali non lo farebbero. La compromissione di processi cognitivi importanti per il ragionamento sociale sarebbe quindi alla base della alterazione del pensiero dei paranoici

2. La teoria della neuroscienziata Kathleen Taylor

La neuroscienziata Kathleen Taylor ha elaborato il sistema dei "cog- webs"= *cognitive webs* = "tele cognitive". Questo termine indica modelli unificanti schemi, convinzioni e substrato neurale (base organica).

Nel suo libro *Brainwashing* (= Lavaggio del cervello) del 2004, ella ha elaborato una metafora dei canali idrici per spiegare il funziona- mento del cervello, così riassunta in *Neuroschiavi* (p.135):

"I nuovi stimoli percorreranno la rete dei canali esistenti, preferendo quelli più ampi e concentrati e modificando maggiormente quelli più stretti, isolati, periferici. Qualora però i canali esistenti non riescano ad assorbire tutto l'afflusso sopravveniente, il sistema entra in crisi e diverse soluzioni divengono possibili:

a) l'energia del flusso potrà allargare violentemente alcuni canali, modificare la rete;

b) o aprirne di nuovi;

c) oppure i sistemi di convincimenti forti reagiranno, difendendosi, attraverso un adattamento del segnale, che lo modifica per renderlo compatibile con se stessi; e fanno ciò attraverso la regolazione dei filtri subcorticali. "

Così si esprime la Taylor:

"I cogweb più deboli tendono a modificarsi in risposta a input che li contraddicono. . . sono sottomessi alla realtà. I cogweb più forti tendono a modificare gli input che li contraddicono– e possono portare alla formazione di nuovi cogweb per liquidare la nuova informazione. Qui la realtà è sottoposta alle aspettative. Le persone differiscono per la facilità con cui accettano le informazioni nuove che contraddicono le convinzioni preesistenti. . . ma complessivamente la soglia di tolleranza pare inferiore a quanto ci piace presupporre. Il genere umano non riesce a sopportare ampia parte della realtà. . . Come molti esperimenti psicologici hanno mostrato, sovente si vede ciò che ci si aspetta di vedere. Si sa anche essere stupefacentemente ingegnosi nel liquidare fatti sgraditi "

Il principio è quindi che le convinzioni di un soggetto non siano tutte uguali: ve ne sono di centrali e marginali, di forti e deboli, di presupposte e derivate, di emotivamente cariche e non, di consce e inconsce. In situazione di minaccia (attentato alla stabilità del sistema) i cogweb centrali possono esercitare, quindi, una forte resistenza. In casi estremi si può arrivare a condizioni psicotiche.

Nella paranoia si può presupporre una particolare difficoltà ad accettare informazioni nuove che possano entrare in conflitto con le convinzioni preesistenti, modificandole (= distorcendole) per renderle compatibili con il sistema. La conseguenza è che qualunque nuovo input, di qualunque natura sia, non farà che confermare le convinzioni di base che costituiscono un granitico cogweb centrale, che tutto regola.

3. La teoria di Mark Johnson

Mark Johnson, professore di Arti Liberali e Scienze, nel suo interessantissimo libro *The meaning of the body* (*Il significato del corpo*) del 2007, ci offre alcune considerazioni che mi sembra possano ben essere utilizzate per allargare la nostra conoscenza sull'argomento considerato:

"il significato include qualità, emozioni, percezioni, concetti, immagini, schemi di immagine, metafore, metonimie, e varie altre strutture immaginative. Imparare il significato di qualcosa dovrebbe così includere una sensazione crescente di tutte le qualità, percezioni, distinzioni, ricordi, di ciò che c'è stato prima, e anticipazioni di possibile esperienza futura che ne consegue. Nessuna cosa isolata, percezione, o qualità possiede alcun significato in se stessa. Cose, qualità, eventi, simboli hanno significati per noi per il modo in cui si connettono con altri aspetti della nostra effettiva e possibile esperienza. Il significato è relazionale e strumentale" (p. 268)

Ed ancora

"Cose ed eventi hanno significato in virtù del modo in cui richiamano qualcosa aldilà di loro con cui sono connessi. Questa "selezione" o "afferramento" parziale dal flusso continuativo dell'esperienza che si trova al cuore del significato è, da una parte, il mezzo della possibilità stessa di ricerca fruttuosa, Interazione simbolica, e comunicazione; dall'altra, richiede simultaneamente a noi di ignorare gli aspetti non selezionati di una situazione. Ciò che noi evidenziamo e, al contrario, ciò che ignoriamo farà tutta la differenza in ciò che le cose significano per noi. L' astrazione è un grande strumento per il progresso della ricerca umana, ma è anche responsabile di una gran parte della perdita del significato che è disponibile per noi in ogni data situazione[. . .] In altre parole, i processi continuativi di astrazione [. . .] non ci portano sempre più vicini alla completezza di una situazione; essi possono portarci più lontano dal suo pieno significato. Quindi, le nostre abitudini individuali e collettive di afferrare il significato di ogni cosa tramite l'astrazione determinerà fatalmente il modo in cui il mondo si colloca in fronte a noi. E se le nostre filosofie—i nostri resoconti più esaustivi del significato delle cose— sono basate sugli aspetti di esperienza più parziali o superficiali, allora la nostra intera comprensione della vita ne risulterà drasticamente impoverita. Così c'è una differenza immensa se afferriamo l'esperienza nel senso limitato, come significante "le cose come sono cono-- sciute o concettualizzare" o se l'afferriamo nella sua pienezza, come pregna di un significato che oltrepassa le nostre indubbiamente utili astrazioni da esso. Parte del lavoro della filosofia è aiutarci a recuperare il significato più pieno possibile della nostra esperienza—il mondo pulsante, vissuto che trascende ogni specificazione concettuale di esso. " (pp. 269-270)

In linea con Frith possiamo dedurne che nella paranoia c'è una esagerata tendenza ad applicare logica ed astrazione all'esperienza, che dovrebbe essere invece colta liberamente, senza strutture preconcette, per poter essere adattiva.

4. Riflessioni dalle tre teorie considerate, con il supporto della neuroscienza

Gli obiettivi dell'esistenza umana e le intenzioni soggettive com- portano informazione e consapevolezza sugli stessi. Quest'ultimo tipo di conoscenza, come ricorda Frith, è un esempio di *metarappresentazione* (secondo ordine di rappresentazione). Senza la capacità di metarappresentazione il comportamento diventa stereotipato e perseverativo.

"Una volta che l'autoconsapevolezza è stata raggiunta, il bambino può svolge- re il compito all'inverso con molta più efficienza. Quando avviene l'inverso, il bambino non soltanto è consapevole che l'obiettivo non è stato raggiunto, ma è anche consapevole dell'intenzione che lo ha portato a questo fallimento. Di conseguenza, è in grado di eliminare questa azione inappropriata e trovare rapidamente una nuova azione corretta. "

La metarappresentazione è il meccanismo cognitivo che ci permette di essere consapevoli dei nostri obiettivi, delle nostre intenzioni e delle intenzioni degli altri.

Nella paranoia vi è una consapevolezza difettosa delle intenzioni degli altri. Vi è una incapacità a leggere correttamente gli stati mentali degli altri, tanto da interpretare in modo distorto le loro intenzioni, ad es. deducendo che vi è una cospirazione indirizzata contro di sé, che tendono ad essere ingannati.

"Inoltre, essi conoscono bene il valore dell'inganno. cercheranno di inganna- re e penseranno che gli altri li stiano ingannando. Poiché non inferiscono in modo corretto le convinzioni della persona che stanno ingannando, i loro tentativi verranno facilmente scoperti. D'altra parte, non si persuaderanno del fatto che stanno sbagliando nella convinzione che gli altri li stiano ingannando" (Frith, pp. 129-130)

Il deficit della rappresentazione degli stati mentali altrui, può essere riportato, sul piano neurologico, al sistema cerebrale per la cognizione sociale, mappato nella metarappresentazione: la corteccia temporale e l'amigdala forniscono un'informazione cruciale per il contenuto delle proposizioni, mentre la metarappresentazione complessiva richiede che tali strutture interagiscano con la corteccia frontale.

Per le azioni intenzionali così come per la cognizione sociale, la metarappresentazione appropriata può dipendere da un'interazione tra corteccia prefrontale e quelle parti del cervello che si occupano della rappresentazione primaria, cioè del contenuto della proposizione (intendo, credo, so. . .).

Capitolo 11

Criteri per valutare un paranoico

Come già affermato in precedenza, il paranoico non è così difficile da individuare da parte di un comune cittadino, ma costituisce spesso un serio problema per uno psichiatra, sul poter fornire "le prove" diagnostiche.

Si sa che, al di là di sviluppi di possibile grande interesse ma al momento sostanzialmente ancora in fase di ricerca nel settore specifico (tecniche di neuroimmagine, quali la TC cranio e la RM encefalo

—che mettono in rilievo anomalie anatomiche—, la PET e la SPECT —che esaminano il funzionamento cerebrale sul piano metabolico—, o tecniche di stimolazione intracranica quali la SMT —che può fornire elementi. . . — e kit per la determinazione di profili genetici) il metodo ancor oggi fondamentalmente usato in psichiatria rimane il colloquio clinico, eventualmente corroborato con la somministrazione di test psicodiagnostici.

Nel caso del paranoico, ci troveremo di fronte a un soggetto che non si ritiene malato, anzi "perseguitato", tanto che la visita stessa viene inclusa in questo contesto. Il colloquio sarà difficilissimo, marcato dalla sua profonda diffidenza, per cui non si lascerà certo andare a rispondere con spontaneità. Il "vissuto" dello psichiatra sarà di trovarsi di fronte a un soggetto molto controllato emotivamente (salvo qualche momento di insofferenza per dover subire la visita), molto rigido nelle sue convinzioni, pochissimo empatico, nel senso che il suo mondo impenetrabile rimane affettivamente chiuso in se stesso e ben poco comunica, apparendo pochissimo interessato alla sorte del prossimo.

È inutile indagare sul delirio: egli sosterrà con forza le sue motivazioni, con quella logica scalcinata che abbiamo considerato, e non ammetterà di essere contraddetto sia pure con argomenti razionali e di buon senso, oltre che cortesi. Chi lo fa diventa automaticamente suo nemico.

Interessante appare la Tabella predisposta da Lavoine (1998) e proposta al cap 7 FIG 17, in cui si danno molte indicazioni, sul decorso (su cui lo psichiatra dovrebbe condurre un'indagine ben più approfondita di quanto di solito fa, raccogliendo informazione da familiari, conoscenti, etc.): osserviamo che spesso (come nel caso clinico D) si potrebbero trovare numerosi precedenti episodi di comportamento disturbato. Inoltre si danno indicazioni su cosa ricercare nel comportamento presente e sul rapporto (non empatico) con l'operatore.

Ai test psicodiagnostici generici, così come sono oggi concepiti, il paranoico farà delle buone prestazioni. Ad es., i test di personalità non proiettivi (a domande risponde) MMPI e Millon saranno considerati validi (le scale che dovrebbero inficiarne la validità non vengono compromesse) e con valori normali alle scale cliniche para- noia–persecuzione. Se mai avremo, ma non sempre, l'innalzamento di altre scale, quali quella isterica, l'ossessivo–compulsiva, scale affettive (depressione–maniacalità). Una spiegazione di ciò è che il pz è molto attento a quel che risponde, lo esamina nei dettagli, lo scandaglia, non risponde spontaneamente, e infatti impiega di solito molto più tempo del dovuto nella compilazione.

I test di personalità proiettivi, quali il Rorschach, ancora applicati in Italia, sono stati criticati per la loro validità (v. Trattato Italiano di Psichiatria) e negli USA l'APA (American Psychological Association) ne ha di fatto bandito l'impiego per motivi giuridici.

Scale "specifiche" per la paranoia sono state elaborate , v. 1) la Paranoia Scale di Fenigstein e Vanable; 2) la Self–Consciousness Rating scale di Scheier e Carver), ma nella mia esperienza anche queste non sono utili per mettere in rilievo elementi psicopatologici specifici.

Un elemento su cui ci si deve, invece, concentrare, oltre che sull'e- same degli eventuali scritti, è l'*empatia*.

Oltre che al proprio vissuto durante i colloqui, questa può essere messa in evidenza da alcuni questionari. In particolare segnalo l'IRI (Indice di Reattività Interpersonale) di Mark H Davis (1983, 1994), di cui esiste un adattamento italiano di Albiero, Ingoglia, Lo Coco, e una versione eterovalutativa.

Una modalità ancora più interessante per valutare l'empatia è l'applicazione di test oggettivi sulla variazione dello stato emotivo a seguito di stimolazione audio–visiva standard (IAPS) con registrazione di variabili psicofisiologiche mediante apparecchiature appropriate. In pratica su uno schermo vengono mostrate una dopo l'altra una serie di immagini emotigene (ci si può avvalere anche di stimoli acustici), registrando "oggettivamente" le risposte psicofisiologiche del soggetto.

Tests psicofisiologici: vengono valutate e quantificate le risposte somatiche e viscerali evocate da stimoli con valenza affettiva (positiva, neutra, negativa), di intensità crescente, presentate secondo la modalità visiva (sistema standard internazionale software apposito) ed acustica (idem). Le risposte studiate esplorano il sistema vegetativo simpatico (risposta simpatico–cutanea), le variazioni del- la frequenza cardiaca e della pletismografia, le modificazioni del diametro pupillare, l'attività elettromiografica. Inoltre, vengono analizzati i potenziali evocati evento–correlati (Event–Related Potentials, ERPs) registrati dallo scalpo in risposta a stimoli a valenza emotiva. Le risposte ottenute vengono misurate, sottoposte a procedure di normalizzazione e di valutazione statistica e confrontate con quelle ottenute in una popolazione di soggetti normali. Le misure psico-fisiologiche così registrate vengono quindi inserite in una griglia di valutazione del singolo paziente. Tale protocollo psicofisiologico può agevolmente essere condotto in laboratorio con un impegno di tempo relativamente contenuto (2 ore per la registrazione di tutte le suddette risposte).

Differenti livelli di disfunzione emotiva sono caratteristici di tutte le condizioni psicopatologiche, ed in particolare può ben essere messa in evidenza la capacità empatica.

La rilevazione dei punti salienti del decorso (dati anamnestici raccolti anche da terzi) e dell'approccio al colloquio (seguendo ad es. la Tabella di Lavoine, v. sotto), l'esame degli scritti prodotti (e della logica applicata alle questioni d'interesse) insieme alla rilevazione mediante questionario e test psicofisiologici della capacità empatica, possono portare alla determinazione di un *profilo psicopatologico* che con buona approssimazione può darci l'indicazione di un *indice di paranoia* esprimibile in percentuale di probabilità.

Psicosi sviluppantesi "a basso rumore" – Lavoine, 1998

- **Silenzio** sindromico, **non comportamentale**
- **Disturbo dell'alterità** (distacco relazionale)
  Disturbo della motivazione: **impressione di subire gli avvenimenti** senza integrarvisi
  Periodi d'isolamento, **depressioni atipiche**
  Disturbi del pensiero (**ruminazioni, razionalizzazioni morbose**)
- **Discordanza comportamentale**: alcolizzazioni, condotte devianti e impulsive (sex, fughe), crisi clastiche (reazioni colleriche disadattate, aggressioni assurde), clausura, TS
  Contrasto importante tra gravità di disturbi comportamentali e tonalità dell' **eloquio (freddo, neutro, banalizzatore)** con **incapacità a motivare logicamente la condotta e a lasciarsene emozionare**.

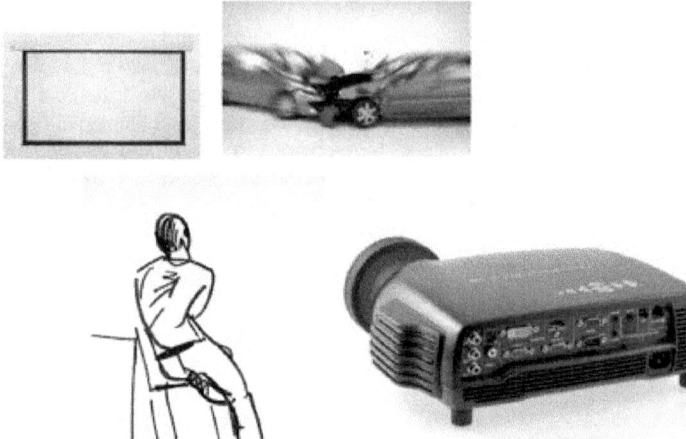

Capitolo 12

Trattamento

I paranoici possono essere considerati i pazienti più difficili da trattare, in quanto:

— Vengono inviati solo su richiesta di terzi (servizi sociali, medici di famiglia, vicinato, polizia ecc.), quando il loro comportamento diventa particolarmente disturbante e oggetto di allarme sociale;

— Non accettano facilmente il trattamento e tendono a manipola- re gli operatori e gli estranei;

— Si ritengono sani,incompresi e perseguitati,con scarsa o assente coscienza di malattia;

— Sono particolarmente convincenti sulle loro buone ragioni, che tendono a difendere strenuamente con indubbia abilità;

— Sono dotati di capacità dialettiche ipertrofiche (anche se non certo fondate su una logica ferrea, bensì sostenute con grande fervore e tenacia illimitata) basate sull'utilizzo di cavilli e di argomentazioni pretestuose.

Nell'acuzie

— Prendere in considerazione l'opportunità di un trattamento sanitario obbligatorio presso le strutture ospedaliere quando se ne ravvedano le ragioni urgenti (possibilità di azioni etero– ed anche autodirette eclatanti);

— L'allontanamento del paziente dal proprio ambiente è una misura terapeutica inevitabile, prioritaria ed efficace.

Forme di trattamento, sulla base delle caratteristiche del profilo maggiormente presenti:

— Difetto di ragionamento. Antipsicotici. Farmaci intramuscolo ad azione prolungata (long acting), quando l'aderenza alla terapia è particolarmente scarsa e si ha poco accesso al paziente. Nella pratica si constata che, almeno in alcuni casi, le terapie psicofarmacologiche hanno maggior effetto di quanto si potrebbe pessimisticamente prevedere (v. ad es. caso clinico D);

— Espansione dell'Io (predominano le alterazioni affettive). Regolatori dell'umore, antidepressivi e ansiolitici (v. Cioni, Poli, 2007);

— Solitudine. Asocialità. Supporto riabilitativo. Intervento territoriale

— Ampia gamma di interventi che vanno dal tamponamento delle istanze sociali e relazionali sollevate con una possibile mediazione con il vicinato e la pubblica autorità (fino a tentativi di "riunioni di condominio" presso i servizi);

— Monitoraggio continuo della condizione clinica e controllo della somministrazione delle terapie (infermieri a domicilio, etc.);

— Utilizzo di strutture intermedie per un possibile appoggio diurno o residenziale.

Esiti del trattamento

— L'esperienza ricavata negli anni dell'attivazione della psichiatria territoriale porta a ritenere che un intervento integrato in questo tipo di patologia possa produrre risultati ben superiori rispetto alla prognosi irrimediabilmente infausta formulata dai padri della psichiatria (v. anche il caso riportato di Ernst Wagner). Il trattamento psicofarmacologico della paranoia è stato in passato sottovalutato, ma la combinazione di un anti- psicotico di nuova generazione con un antidepressivi (ad es. serotoninergico) può rivelarsi anche molto efficace, con la difficoltà della scarsa adesione alla terapia spesso presente in questi pazienti. In particolare i farmaci possono servire, più che a "raddrizzare il ragionamento", a desensibilizzare dalle conseguenze emotive delle alterazioni del pensiero. Essi saranno molto meno disturbati dalle loro convinzioni e tenderanno a non reagirvi emotivamente e impulsivamente, senza che ciò implichi necessariamente una sedazione.

Spunti per un trattamento

— Si deve mirare, più che alla "guarigione", al risultato pratico di *neutralizzare la pericolosità*;

— *Inserimento in una rete relazionale* che offre potenti fattori di rassicurazione e sostegno, dipendenza e rinforzo mirato che "tengano in rotta".

Effetto aggregante di una setta. Paradossale utilizzo terapeutico

— Adoperare l'effetto gregarizzante–aggregante di un gruppo religioso (o di volontariato) già esistente;

— Si potrebbero applicare i "principi attivi" dei guru per, ad esempio, trasferire il nucleo ideativo–impulsivo pericoloso dal piano dell'azione materiale al piano dell'azione simbolica, mitologi- ca; dalla dimensione determinata del presente e del qui, alla dimensione indeterminata del gioco cosmico e del tempo del mito;

— L'esempio degli Hare Krishna ci può fornire indicazioni. Essi reprimono l'aggressività, la negano, e la trasferiscono sul piano mitologico, in termini di battaglie gigantesche avvenute non si sa bene quando, ma milioni di anni fa; oppure in termini di violenza atroce ma divina e giusta, che il dio compie per com- piacere il suo devoto che ha rinunciato alla violenza e persino a mangiar carne.

Dimensione simbolica e sostegno affettivo

— Probabilmente un certo sottoinsieme dei paranoici sono perso- ne che non hanno sviluppato la dimensione simbolica, e compiono azioni violente proprio per questa mancanza; per loro *l'induzione di esperienze di simbolizzazione*, di proiezione cosmica, potrebbe essere un'occasione di vero recupero;

— *La funzione di contenimento può contribuire alla stabilizzazione della componente affettiva.* Terapia mirata

— Per compiere queste induzioni, bisognerebbe studiare le pro- pensioni del soggetto, e sfruttarle. Non tanto però le propensioni magico–religiose, ma *quelle gregarie*: la religiosità è indotta dal transfert sul gruppo organizzato.

Cosa fare quando ci si trova a dover interagire con un paranoico

— Fuga. Sarà banale, ma, quando possibile, è meglio evitare di dover arrivare a un braccio di ferro con un paranoico, anche ritirandosi dalla competizione. Le "questioni di principio" van- no evitate. Il risultato sarà sempre negativo, tanto più se si cerca di "mediare" ed anzi, tanto più se si cerca di essere gentili e comprensivi (questo può innescare in lui la convinzione che sia prossimo allo schiacciare il nemico, che gli dà manifestazioni di cedimento). Tanto vale trasferirsi svendendo la casa o cercare di cambiare posto di lavoro (sono consapevole che affermo obiettivi difficili da realizzare nel contesto della crisi attuale);

— Cercare di usare argomentazioni logiche e far riferimento a leggi e regolamenti effettivi, non controbattendo puntualmente gli argomenti da lui sostenuti, che sono spesso pseudo–argomentazioni non aventi alcun valore legale o amministrativo. Evitare comunque l'attacco personale e la diatriba diretta;

— Evitare di essere facilmente individuati come "il nemico", ri- partendo con altri le eventuali azioni nei suoi riguardi (questo vale anche per i terapeuti: evitare di offrirgli un interlocutore singolo);

— Evitare di mostrare paura (sempre senza accettare il confronto diretto). In casi singoli, e in particolare in episodi specifici, è possibile mettere in atto, per chi se la sente, comportamenti "più folli di lui", senza adottarne le tematiche: mettersi a cantare canzoni sgangherate, comportarsi in modo bizzarro... Potrei portare esperienze personali in cui tutto questo ha funzionato. Tutto questo può rientrare nella tecnica dell'*effetto paradosso*, impiegata in ambito relazionale–sistemico.

Capitolo 13

Conclusioni

In conclusione si può affermare che la paranoia ha strani rapporti con la psichiatria di cui è forse il nocciolo duro (e sempre più trascurato e non trattato, o addirittura negato, dalla psichiatria "moderna", forse perché la società stessa si sta paranoizzando e diviene sempre più indistinguibile e tollerato chi ha le caratteristiche del paranoico. Relativismo e pluralismo dei pensieri? Delirio paranoico come contrappasso del pensiero debole, che non decide su nulla?): è qui che il pensiero malato evade dalla camicia di forza della psicopatologia, sopraffà la diagnosi, per sconfinare e affermarsi, attraverso leaders paranoici vincenti perché non riconosciuti come paranoici, nell'ineffabile mondo della politica, della religiosità e parareligiosità, delle pseudoscienze e delle filosofie sociali foggiate a misura.

In tempi di crisi sistemica ed incertezze radicali, forse la peggiore minaccia per la Civiltà è proprio il carisma dei leaders deliranti, il fascino indiscreto della paranoia.

Infatti, in frangenti di grande incertezza, la popolazione disorientata tende a fidarsi e a seguire chi irradia certezza interpretativa e progettuale, soprattutto se offre soluzioni semplici e dirette nonché a base etico–antropomorfa, con individuazioni di colpevoli (capri espia- tori). Crede e segue senza analizzare se quelle forti certezze derivino da processi cognitivi patologicamente distorti. Questo è un serio pericolo dei nostri tempi, un pericolo amplificato dalla potenza della comunicazione e suggestione di massa.

Capitolo 14

Formulare razionalmente e non arbitrariamente una nozione di paranoia–disturbo delirante

di Marco Della Luna

Sarebbe arbitrario cercare una definizione razionale e non arbitraria di "paranoia" senza prima aver formulato esplicitamente un metodo di definizione razionale e non arbitraria per tutte le malattie mentali, che fondi la stessa possibilità di affermare che esiste un'entità nosografica distinta da definire "paranoia".

Nel pensiero comune, le nozioni delle varie malattie mentali si sono formate sul modello di quelle organiche, che è caratterizzato da un quadro sintomatico oggettivamente osservabile e (più o meno) distinto, da un conosciuto o conoscibile processo patologico, e da un conosciuto o conoscibile fattore patogeno. Ad esempio, la nozione di malaria si compone di determinati sintomi, prodotti da un determinato processo patogeno, innescato dalla puntura dell'anofele.

Il pensiero comune osserva che ci sono disfunzioni comportamentali (cognitive, emotive, percettive), le riporta per analogia al concetto di malattia (organica), quindi, sempre per presunzione analogica, ri- calcando quel modello, cerca di isolarne e descrivere le varie species sintomatiche, i rispettivi meccanismi patogeni, le rispettive cause.

Ma questa analogia, presunta dal senso comune, è arbitraria, è adottata ed applicata implicitamente, senza nemmeno essersi posti il quesito se sia o non sia giustificata, soprattutto perché solo oggi, e solo in piccola misura, si inizia a poter indagare i processi e le cause oggettive dei disturbi mentali, quindi a poter definire oggettivamente anche le diverse "malattie".

L'applicazione di quell'analogia, posta a base per la costruzione della psicopatologia e, conseguentemente, della psichiatria e della psicologia clinica (escluse alcune scuole), ha portato a risultati insostenibili, in termini di indefinibilità o arbitrarietà o ambiguità o scarsa fruibilità o facile confondibilità delle varie figure nosografiche. La scelta di un metodo "democratico" (DSM) non ha migliorato le cose.

Propongo il seguente metodo generale:

1) Protocollare le manifestazioni (segni e sintomi, isolati o connessi) in base al criterio della disfunzionalità oggettivamente riconoscibile (ad es. tic, incontinenza, irragionevolezza) o soggettivamente enunciata (malumore, idee intrusive, allucinazioni, assenza di emozioni);

2) Verificare le correlazioni tra le varie manifestazioni così protocollate, onde individuare e descrivere i raggruppamenti statisticamente rilevanti, e specificare il grado di significatività statistica di ciascun raggruppamento;

3) Verificare le correlazioni anche con segni e sintomi organici, nonché con processi organici conosciuti, nonché ad altri fattori oggettivi (età, sesso, razza, età, livello culturale, accidenti significativi della vita, assunzione di sostanze, etc.), onde accertare e misurare il grado di significatività delle correlazioni;

4) Tener conto anche del parametro "dividualità", ossia del fatto che un soggetto, fisicamente unico, può "ospitare" più sub personalità, o avere personalità divise, o situazionali, e che in ogni caso l'assetto della personalità non è unico e costante; quindi tratti e sindromi possono variare col variare dell'assetto "personalitario" ;

5) Procedere, in accordo ai risultati ottenuti come sopra, alla formulazione di una classificazione generale delle malattie menta- li, definibile come empirico-statistica–sindromica, in attesa di sviluppare una comprensione eziologica controllabile.

Passando, in particolare, alla "paranoia", mi aspetto che, dalle ope- razioni sopra descritte, salterà fuori una sindrome o più sindromi a cui sentiremo di poter applicare questa denominazione.

Il nucleo di questo tipo di sindrome propongo che sia definito in relazione alle disfunzioni nell'adattamento (nelle performances, nella qualità della vita) riconducibili a disfunzioni della sintassi cognitiva e delle interpretazioni della realtà oggettiva osservabile, e non ai contenuti noetici, perché questi sono fenomenologicamente infiniti, legati a variabili culturali, e hanno talvolta valore diverso a seconda di come il soggetto li abbia acquisiti (un conto è se il convincimento che il mondo galleggi su un oceano di latte derivi dall'esser cresciuto in una cultura hindu oppure sia stata desunta per interpretazione analogica dall'osservazione della panna che si forma sul latte fresco; un conto è se la negazione dell'oggettività del tempo e dello spazio sia posta in chiave quanto–meccanica, oppure magica).

La sindrome avrà le sue variabili formali, come

a) grado di organizzazione–complessità;

b) grado di invasione della vita del soggetto, sia sincronicamente che diacronicamente;

c) grado di compromissione delle sue capacità di adattamento alle esigenze esterne e a quelle interne (soggettive: ostacolo all'affettività, per esempio);

d) grado di energia (stenicità);

e) modalità di riferimento, persecuzione;

f) tipi di disadattamenti prodotti;

g) eventuali vantaggi prodotti (ascendente sugli altri);

h) fattori contingenti che influenzano le manifestazioni;

i) grado di accessibilità al dialogo e al ragionamento;

j) grado di capacità di riconoscere, descrivere, valutare, inibire le manifestazioni, etc.

La distinzione tra paranoia–psicosi e tra paranoia–disturbo delirante della personalità mi pare quantitativa, non qualitativa.

Mi pare anche che molte manifestazioni rientranti nello schema "paranoia" siano interpretabili come segue.

La percezione, l'interpretazione, l'interazione con la realtà obiettiva e con gli altri, nonché con propri vissuti, viene spesso –senza consapevolezza del soggetto stesso– interferita, distorta, inibita, sviata, sovrascritta, scavalcata dall'azione di fattori endogeni del soggetto, provenienti dalla sua storia privata, attiva nel presente (imago, fantasmatiche, transfert). Il soggetto, soprattutto in certe situazioni che presentano determinati stimoli e agganci, tratta la situazione oggettiva presente in funzione della sua situazione soggettiva. Rivive, ad esempio, ed agisce, i conflitti della sua infanzia, si rivolge alle persone reali presenti (partner, soci, superiori) con emozioni e interpretazioni e pretese delle sue dinamiche interiori, relative a imagines e conflitti della sua storia.

Uscire dal teatrino delle proprie fantasmatiche storiche è difficile perché esse si sono impiantate, col loro sentito di realtà e con la loro forza emotiva, prima dello sviluppo della facoltà di discerni- mento–differenziamento. Inoltre è proprio il teatrino familiare che, attraverso l'interazione anche corporale, forma l'io.

Questo tipo di "paranoia", non necessariamente rientrante nella delusion, è forse concepibile come un incompiuto processo di individuazione–differenziazione di sé dal teatrino familiare e —parallelamente— della realtà presente dalle scene senza tempo di quel teatrino.

Bibliografia

Avenanti, A., Bueti, D., Galati, G., & Aglioti, S., *Transcranial magnetic stimulation highlights the sensorimotor side of empathy for pain*, Nature Neuroscience, 8, 955-960, 2005.

Brennan J.H., Hemsley D.R., *Illusory correlations in paranoid and non–para- noid schizophrenia*, British J of Clinical Psychology, 23, 225-226, 1984.

Canetti E., *Massa e potere*, tr. it. Adelphi, Milano 1981.

Cargnello D., *Il caso Ernst Wagner*, Feltrinelli, Milano 1984.

Cassano GB et al. (a cura di), *Trattato Italiano di Psichiatria*, Masson, Milano 1999.

Cioni P., Poli E., *Disturbi deliranti* in Cassano GB, Tundo A (Eds), *Psicopatologia e Clinica Psichiatrica*, UTET, Torino 2007.

Damasio A., *Alla ricerca di Spinoza*, tr. it. Adelphi, Milano 2003.

Davis M.H., *Measuring individual differences in empathy: evidence for a multidimensional approach*, J of Personality and Social Psychology, 44, 113-236, 1983,

Davis M.H., *Empathy. A social psychological approach*, Brown and Bench-mark, Madison 1994.

Della Luna M., Cioni P., *Neuroschiavi*, Macroedizioni, Cesena 2011.

Della Luna M., *Le chiavi del potere*, Koiné, Roma 2003.

Doidge N., *The brain that changes itself*, Penguin Books, New York 2007.

Dostoevskij F., *I fratelli Karamazov*, tr. it. Einaudi, Milano 2005 (1880).

Fenigstein, A., Venable, P.A., *Paranoia and self–consciousness*, J of Personality and Social Psychology, 62, 129-134, 1992.

Frith C., *Neuropsicologia cognitiva della schizofrenia*, ed. it. Raffaello Cortina, Milano 1995.

Frith C., *Inventare la mente*, ed. it. Raffaello Cortina, Milano 2009.

Johnson M., *The Meaning of the body*, The University of Chicago Press, Chicago 2007.

Hemsley D.R., Garety P.A., *The formation and maintenance of delusions: a Bayesian analysis*, British J of Psychiatry, 149, 51-56, 1986.

Kraepelin E., *Compendio di Psichiatria*, ed it Vallardi, Napoli 1885.

Kraepelin E., *Trattato di psichiatria*, tr. it. Vallardi, Milano 1907.

Lacan J., *De la psychose paranoïaque dans ses rapports avec la personalité*, Paris: Le Français, 1932.

Lavoine P.L, *Le malade mental dangereux*, Editions Hospitalières, Paris 1998.

Legrenzi P., Umiltà C., *Neuro–Mania*, il Mulino, Bologna 2009.

Lusetti W., *Cannibalismo ed evoluzione*, Armando Editore, Roma 2008.

Musil R, *L'uomo senza qualità (1930-42)*, tr. it. Einaudi, Milano 2005.

Poli E, Cioni P, *Psicopatologia generale*, in Cassano, Cioni, Perugi, Poli (Eds), *Manuale di Psichiatria*, UTET, Torino 1994.

Raichle, M.E., Mac Leod, A.M., et al., *A default mode of brain function*, Proc. Natl. Acad. Sci. U. S. A. 98, 676-682, 2001.

Sacks O., *Allucinazioni*, tr. it. Adelphi, Milano 2013.

Scheier, M. F., & Carver, C. S., *The self–consciousness scale: A revised ver- sion for use with general populations*, J of Applied Social Psychology, 15(8), 687-699, 1985.

Schreiber D.P., *Memorie di un malato di nervi*, ed. it. Adelphi, Milano 1974.

Taylor. K., *Brainwashing*, Oxford University Press, Oxford 2004.

www.ingramcontent.com/pod-product-compliance
Lightning Source LLC
Chambersburg PA
CBHW051817170526
45167CB00005B/2046